クルズス神経内科

作田　学

星和書店

Seiwa Shoten Publishers

2-5 Kamitakaido 1-Chome
Suginamiku Tokyo 168-0074, Japan

目次

第一章　神経内科ってなんだろう？

第二章　神経内科の病気

付録

第一章　神経内科ってなんだろう？

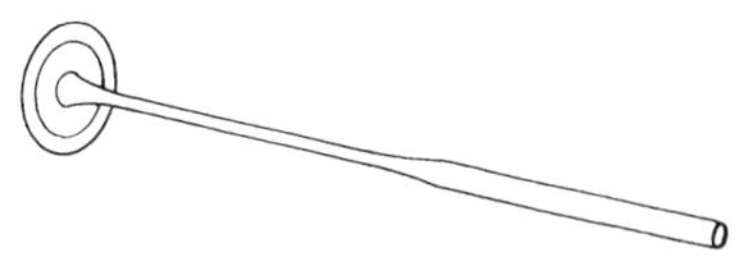

【ハンマー】

膝やかかとのすじをたたき、そこの筋肉が収縮する様子を観察する。神経検査でもっとも大切だ。膝の反射がなくなれば、足の神経に障害がある。昔から脚気の検査で有名である。患者がうそをついても正直に出てしまう。

神経内科とは？

神経内科は英語ではニューロロジー、ドイツ語ではノイロロギーといって、神経の病気を研究、治療する科である。

では、神経ってなんだろう？　神経という言葉は、杉田玄白がオランダの解剖書を翻訳したときに、ゼーヌウ（zenuw）にあてた新語である。これは神気と経脈から造語したといわれている。漢方医学には神経の概念はないし、中国語の神経も日本からの外来語である。

神経というと、どんなものを想像するだろうか？

神経が行き届く、神経をすり減らす、神経をとがらせる、神経質だ——などがすぐに思い浮かぶ。でも、これらの神経は、「物事に触れてよく気がつく心のはたらき。また、気にしすぎること。気に病むこと」（広辞苑）であって、神経内科の神経とは違うことを強調しておきたい。

神経内科は脳、脊髄、神経系の病気を扱う。それも、そこに肉眼あるいは顕微鏡で見て異常が認められる病気のみが対象になる。これを器質的疾患（形の異常がある病気）という。ときにはてんかんのように、肉眼で見ても異常がない病気も扱うが、これは脳波検査で明らかな異常が認められる。

神経内科は難しい、解剖が複雑だ、症状が理解できないというのはたいていの医学生の感想であ

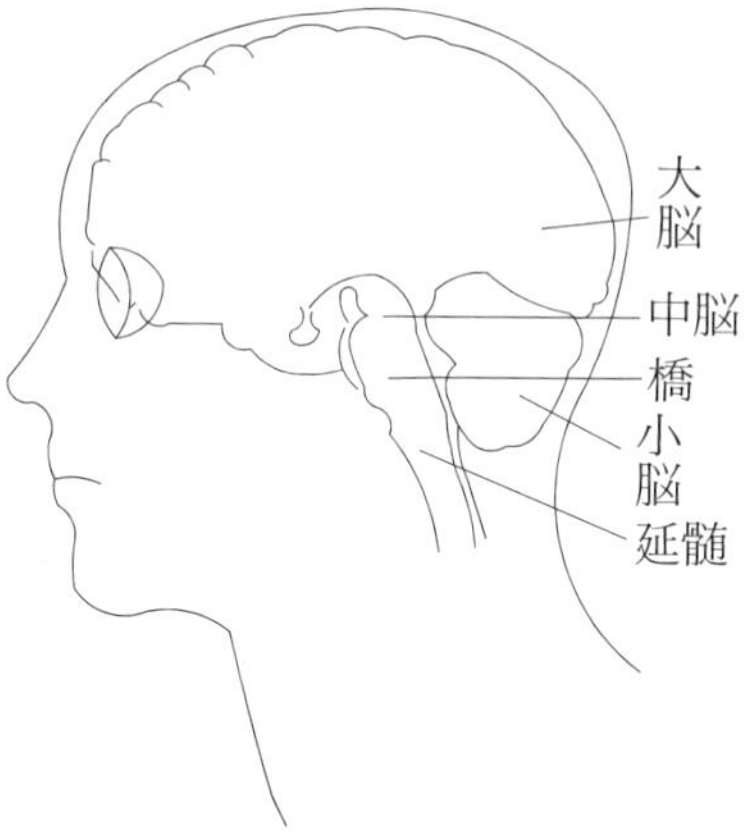

図1.　脳の略図

る。ほんとうにそうだろうか？

神経系に限らず、なんでも系統立てて考えないと、混乱してしまう。自動車の運転には道路地図が必要である。医学のどんな科でも各臓器の地図が必須であることは言うまでもない。神経系も同じことである。ここで、簡単に見ていこう（図1）。

まず、頭蓋骨の中に大脳がある。大脳の後下方に小脳がある。大脳から下に中脳、橋、延髄、そして脊椎骨の中を脊髄が通っている。これらを神経系の中枢部という意味で、中枢神経系と呼ぶ。脊髄からはいろいろな高さで末梢神経が出ていて、これが筋肉や皮膚、内臓などに分布してその活動を支配している。末梢神経には運動、感覚をつかさどる体性神経系と、呼吸、脈拍、発汗、内臓の運動などをつかさどる自律神経系がある。これが、基本中の基本だ。

おもしろいことに、神経系にはヒエラルヒーがある。

つまり、上位の神経が下位の神経を支配するのだ。たとえば大脳に異常があれば脊髄や末梢神経の機能がうまくいかなくなる。これに対して、末梢神経の病気があっても、それが大脳や小脳に影響をおよぼすことはない。

脊髄の上位、たとえば頸髄が損傷を受けると、それ以下の脊髄がすべて影響を受ける。それに対して下位の脊髄、たとえば腰髄が損傷を受けても、上位の脊髄には基本的に大きな影響はおよばない。

神経系は必ず左右が交叉する。たとえば右の脳が損傷を受けると左半身に麻痺が出る。左の視床が障害されると右半身の感覚がなくなる。この本で神経内科をいっしょに勉強していこう。

神経科とはどう違う?

神経内科と神経科はどう違うのだろう?　神経内科と神経科は、実は同じものなのだ。ただし、外国では、である。

日本で神経科というと、ほぼ精神科と同義と考えて間違いはない。ここで簡単に日本の精神科の歴史を書くと、明治十九年に東大に精神病学教室が新設されたことに始まる。この後、内科の三浦謹之助と精神科の呉秀三らが日本神経学会を創設した。この学会は精神医学と神経学の学会であった。そして、精神医学、精神科はその後つぎつぎに設置された各大学の精神医学教室の医師が携わり、神経学、神経科は内科の三浦教授の弟子が伝えていった。

ところが医師の数はやがて精神科のほうが圧倒的に多くなり、やがて神経科の患者も精神科で診るようになった。昭和時代に入り、この傾向から、日本神経学会は日本精神神経学会と改称された。終戦後にはこの傾向は一段と強まり、日本中の大学、病院の看板には精神科ではなく、神経科と掲げられるようになった。たとえば、一九六〇年代の精神医学教室の教授は、ほとんど例外なく○○大学神経科教授と呼ばれていた。これには、患者さんを取り巻く社会の偏見が大きくあずかっていたのだ。

つまり、精神科にかかっているというと世間体が悪いが、神経科というとなんだか精神病ではないように聞こえるというわけだ。当時は精神病患者をキチガイと呼び習わすのが普通で、精神科にかかっていることが知れると、家族中が白い目で見られ、一家のみならず、親戚まで結婚の支障になった、今から思えば考えられないような時代だった。

戦後、アメリカに留学して新しい神経学を学んだ内科医が続々と増えていった。さらに、日本にいながらその新しい神経学に啓蒙された内科医も多かった。その中でもアメリカ留学組であり、東大冲中教授が率いる内科の俊英であった故椿忠雄、豊倉康夫、故黒岩義五郎の三人が大きな影響を与えた。

彼らを核として、日本神経学会の前身が一九六〇年に組織された。そして国会で神経内科の看板をあげることを許可されたのが一九七二年である。

これに先立ち、当時の神経学者は真剣に悩むことになった。それは、日本中に「神経科」があり、しかもその実体は精神科だったからである。ここで黒岩教授の名言が出てくるのだ。

「新しい学問は新しい革袋に」

そして、内科学を基礎にした神経学という意味合いを強調して、「神経内科」という言葉が生まれた。これ以後、一つの施設には神経内科か、神経科か、どちらか一つを選択することが定められた。

ここで、関連した言葉を整理しておこう。

神経内科　neurology（神経系の器質的疾患を扱う科。本来は神経科と呼んでいた）
神経精神科　neuropsychiatry（神経科と精神科を扱う科。器質的疾患を重視している）
精神神経科　psychiatry and neurology（精神科を中心に、神経科も扱う）
精神科　psychiatry（精神医学を扱う。これからはこの名が増えるだろう）
神経科　neurology（本来は神経学を扱うが、日本での慣用により、意味を失った用語）

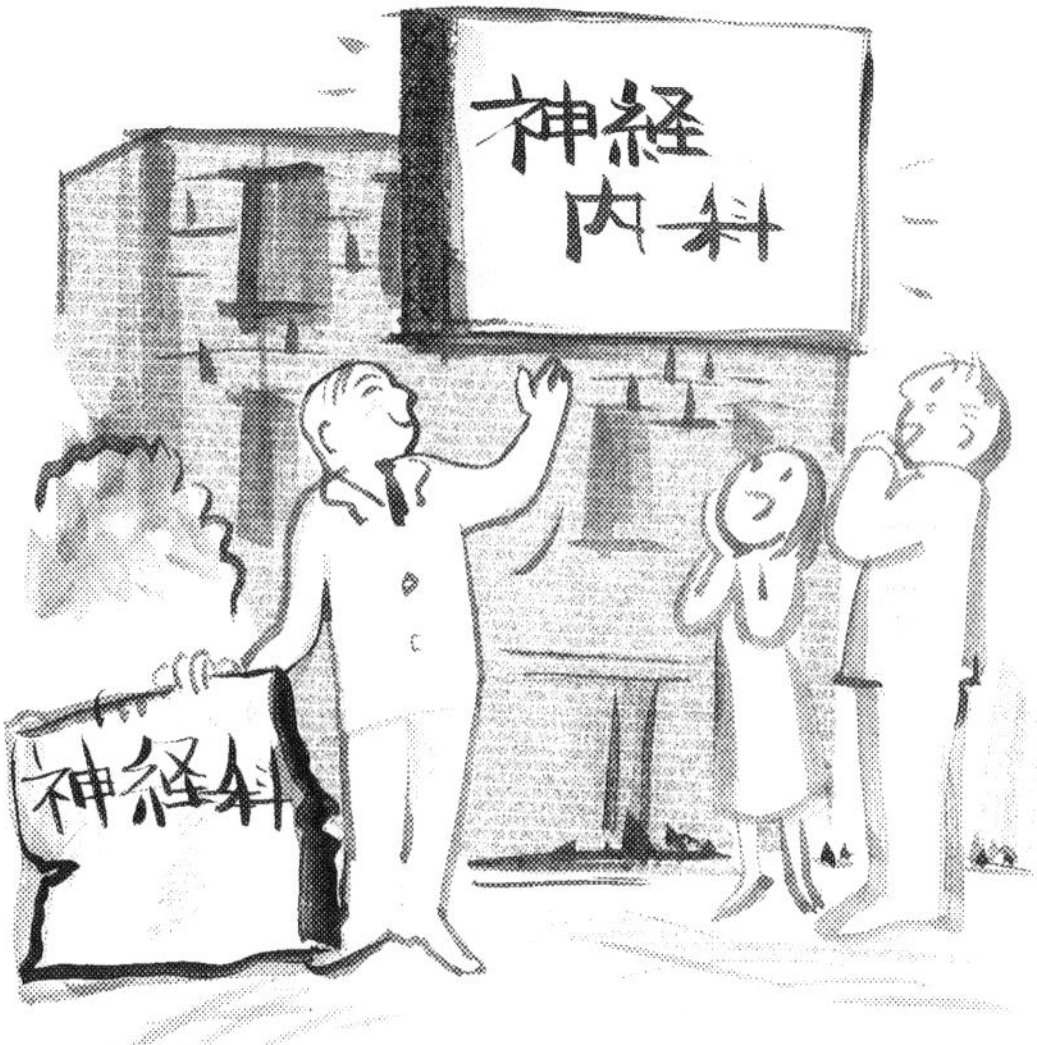

心療内科との違い

二十歳のＯＬ、Ｂさん。いつもはにぎやかな彼女は、とても繊細な心の持ち主。難しい仕事をこなしているうちに、なんとなく息苦しくなり始めた。まるで回りの空気が小さな胸を押しつぶすような感じがある。思わずハーハー息を始めたが、十分もするうちに手先からじんじんとするしびれが始まった。ますますパニック状態におちいった彼女は息も荒くなり、そのうちに手足がけいれんでもするように硬く、こわばっていくのに気づいた。

救急車で病院にかつぎ込まれたところ、なにやらいきなり薄い紙の袋を口と鼻に押しあてられ、「ゆっくり息をしてごらん」と言われた。そうするうちに、五分もたったころだろうか、しびれも息苦しさもいつの間にか消えてしまった。

これがパニック症候群、それも過呼吸症候群というものである。

最初にストレスからくる心の過敏さがあり、息苦しさを感じる発作が起こる。そうすると無意識のうちに呼吸が頻回になる。過呼吸のために体の炭酸ガスがどんどん外に出ていく。血液中の炭酸ガスが減ると、血管が収縮を始める。テタニーといって、神経末端の興奮が自然に始まり、これがしびれ感を生じさせる。同時に筋肉を強く収縮させていく。これを放置しておくと、脳波にも異常が始まり、やがて全身けいれんに至ることもある。

このように、心の問題が体に病気を生じさせることがあり、これを扱うのが心療内科である。心療内科の対象疾患は、必ず体に内科的疾患がなければならない。そして、その内科的疾患の原因が心にあるものを心身症という。ここが、精神科との大きな違いである。つまり、精神科は心因で症状が起こるものも対象にするが、内科的疾患は含まれない。

では、どういった内科的疾患があるだろうか。ここで、それを羅列してみたい。

〈心療内科が対象とする、心因が大きなウェイトを占める内科的疾患〉
①消化器疾患（胃潰瘍、十二指腸潰瘍、潰瘍性大腸炎、神経性下痢、糖尿病）
②循環器疾患（狭心症、高血圧）
③呼吸器疾患（気管支喘息、過呼吸症候群）
④皮膚科疾患（円形脱毛症）
⑤泌尿器科疾患（過敏性膀胱）

ただ、ここで問題をややこしくしているのは、精神科のクリニックが看板に心療内科とあげている場合があることである。これは、一時代前の精神科が看板に神経科としていたのと軌を一にする現象だ。つまり、患者さんがかかりやすくする工夫といってもよい。それはまあ、やむをえない側面もあるので、ここでは厳しい指弾を避けよう。ただ、われわれの常識として、以上の経過を知っておけばよいことである。

説明を繰り返すまでもなく、神経内科は神経系の器質的疾患を扱うのだから、心療内科とは接点が少ないといってよいだろう。

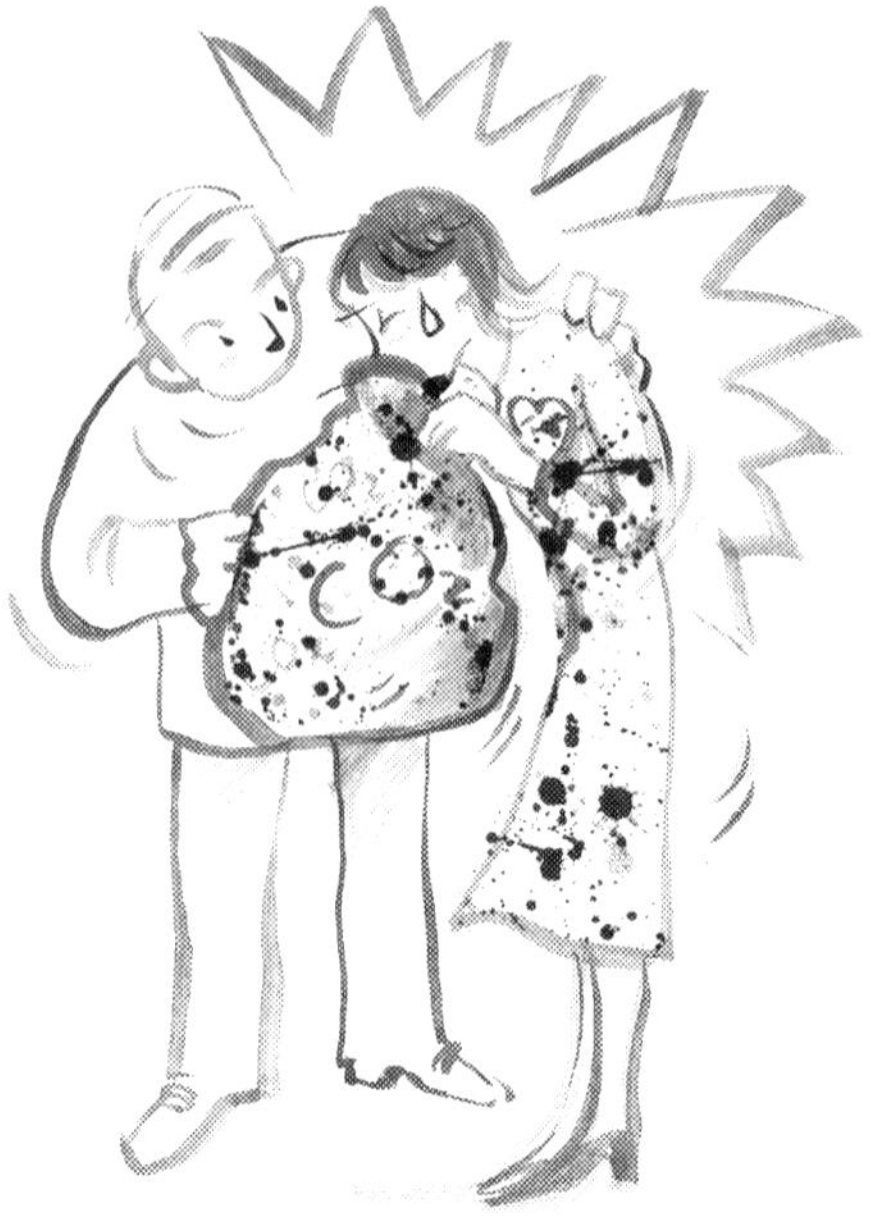

精神科とのパートナーシップ

長い間通院していた先生から、「ちょっと病気が進行していますから、神経内科ではなくて、精神科に通うようにしてください」と言われたらどうだろうか？

パーキンソン病では加齢とともに、あるいは抗コリン薬の副作用で痴呆症状が出てくることがある。痴呆症状があるからといって、それまで通院していた患者さんを精神科に紹介してこと足れりとするわけにはいかない。患者さんが、自分は見捨てられた、と思うからである。これでは、患者さんも困るし、紹介を受けた精神科医も困る。これは診療科が縦割りになっていて、患者さんが移動して各科にかかる体制に問題があるのだ。

広島大学精神科の山沖教授は、グループ診療を提唱しておられる。つまり、神経クリニックという大きな外来があり、そこには神経内科医と精神科医、場合によっては脳外科医など関連する医師が常駐する。そして、そこを訪れた患者さんはトータルとしての神経治療のサービスを受けるという考えだ。つまり、医師中心の医療から、患者中心の医療へのコペルニクス的転換である。二十一世紀にはそういう施設が少しずつ増えていくに違いない。

神経内科医は、疾患の分析や原因の追究、さらに総合的な治療計画の策定などに優れていることが多い。一方で精神科医は患者の心の把握と理解、症状の生じてきた背景にあるいろいろな心理的、あるいは身体的要因の探索とそして歴史的、全人的な理解に優れている。この二つの科はきれいに二つに分けた領土を主張すべきではない。むしろ逆に、縦糸と横糸の関係にあると認識すべきである。

では、実際にどういう局面でパートナーシップが必要になるだろうか？

もっとも多いのは、パーキンソン病についてだろう。前述したように、加齢とともに、部屋の中にもうとっくに亡くなったはずの家人の顔が見える、それもときには四人も五人もにぎやかにしていると訴えることがある。まれには人の声が聞こえると訴えることもあれば、記銘力が低下して、今食べた食事のことを忘れることもある。

このような精神症状が出ると、神経内科医はなかなか対応できないことがある。特に錯乱、あるいは不穏症状が出た場合はそうである。この時点で精神科に紹介、転科となることも多いが、それでは前述したように、患者さんは見捨てられたと思うものだ。おもしろいことに、どんなに幻覚妄想状態にあっても、患者さんはどこか覚めたところがあって、わかっているものなのだ。精神科医の、「人がたくさんいて、にぎやかでいいじゃないですか」のひと言で患者さんの不安がすっかりなくなることもある。

精神症状を改善する薬剤は、パーキンソン病を悪化させることが多い。治療方針を決定するにあたっては、神経内科医と精神科医の緊密な連携が必要なゆえんである。難治性てんかんで精神症状の強いケース、薬物依存症で多発神経炎を生じたケース、多発脳梗塞やアルツハイマー病で徘徊、不潔行為などの問題行動のあるケース、神経難病で精神的に不安感の強いケースなどでは特に連携プレーが必要になる。

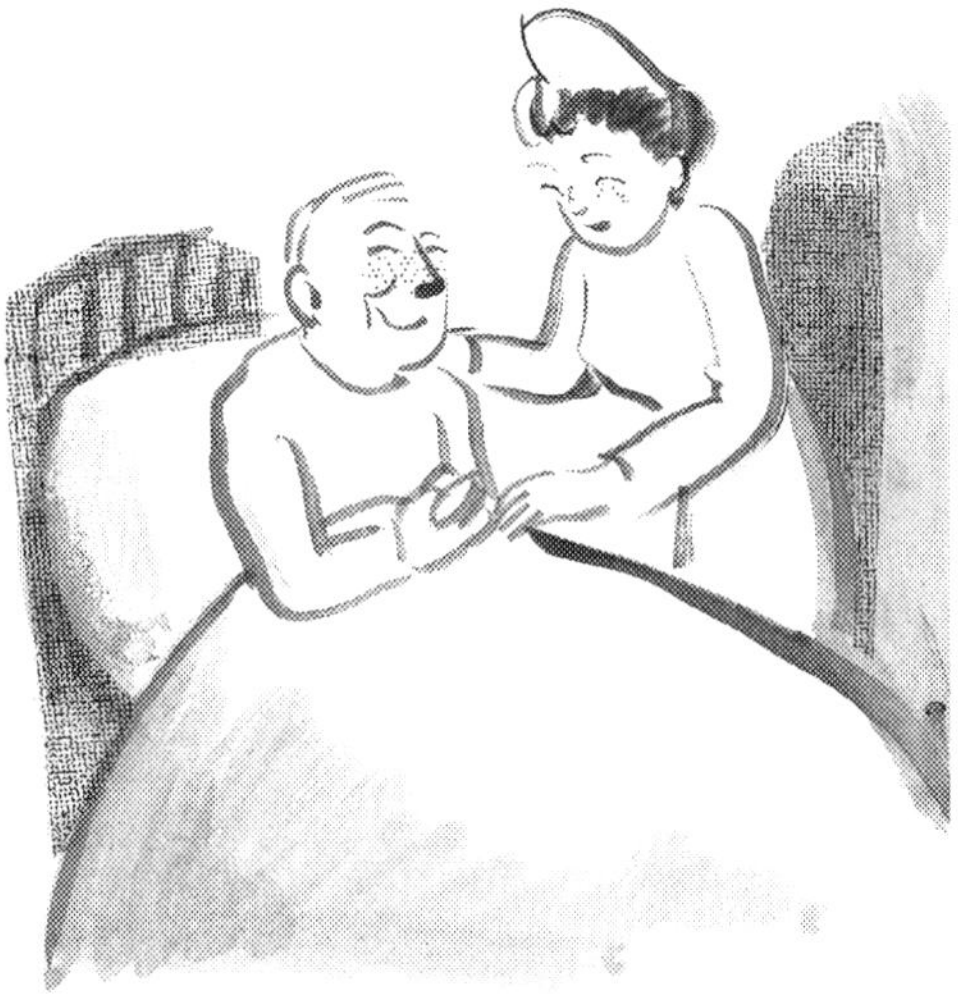

脳外科とのパートナーシップ

神経内科医にとってもっとも大切なパートナーは脳外科医であり、その逆も真である。同じ臓器の内科と外科は、たとえば消化器内科と消化器外科、呼吸器内科と呼吸器外科といったように、お互いになくてはならない関係がある。ときにはライバルとしてテリトリーの争奪戦も行われるが、それも患者さんのことを思ってのことが多い。

＊七十歳の男性Bさん

寿司屋の職人として、長い間、きっぱりとした仕事を続けていた。最近息子さんに店を譲ったが、まだ口やかましく教えることが多かった。ところが、一カ月前からとみに老け込み、ボーッとすることが多い。とうとう痴呆が出たかと心配する家人に連れられて神経内科を受診した。

診察すると左手に軽い麻痺がある。問いかけに対しても、反応が少し鈍い。早速X線CTを撮影すると、右半球の周囲に白い影（高吸収域）があり、大脳の右半球が圧迫されている。診断は慢性硬膜下血腫。よくよく尋ねると、一、二カ月前に鴨居にいやというほど頭をぶつけたことがあるらしい。早速脳外科医を呼び、ディスカッションをした結果、その日のうちに手術ということになった。

あとから聞くと血腫の内容は約一二〇cc。一週間後に病棟を訪れると、打って変わって口やかましく元気になったＢさんがいた。もちろん、麻痺も消失していた。

脳外科医は神経疾患のうち、手術で改善する疾患を取り扱う。主なものは、

①外傷性疾患（急性クモ膜下出血、急性硬膜下出血、急性硬膜外出血、脳挫傷、慢性硬膜下血腫など）

②腫瘍（原発性脳腫瘍、転移性脳腫瘍、脊髄髄内腫瘍）

③頭蓋内圧亢進（脳梗塞《のうこうそく》や脳内出血における頭蓋内圧亢進症……頭蓋骨をはずし、圧を逃がす）

④クモ膜下出血（動脈瘤の破綻……動脈瘤のクリッピング）

などである。ここで、クモ膜下出血とは、動脈瘤が破れ、脳の表面に血液が広がる病気である。発作と同時に、頭全体があたかも万力で締めつけられるような、すごい頭痛が始まる。たいていの頭痛は入浴したり、仕事を休んで一寝入りすれば軽快するものだが、こればかりは違う。寝てもさめても、同じような頭痛が持続する。しばしば吐き気、嘔吐があり、首を他動的に動かそうとしてもこちこちに硬い。

髄液の検査をすると、通常は水のように透明な液が脳を浮かべているのだが、まっかな色が見てとれ、診断がつけられる。ＣＴでは脳の表面に白く見える血液が広がっており、脳血管造影、あるいはＭＲ血管撮影では破綻した動脈のコブが見つかる。

クモ膜下出血は再発した際の死亡率が高いだけでなく、運動麻痺や痴呆などの後遺症を残すことも多い。神経内科と脳外科の連携を密にして治療を進めることの大切なゆえんである。

神経内科と眼科

食事が終わってみると、どの皿もどの皿もきれいに左半分だけ残す患者がいる。視野の左半分が見えないのではなく、存在していることに気づかないのだ。これは右の後頭葉《こうとうよう》を中心にした脳梗塞《のうこうそく》で見られる症状で、半側空間無視あるいは半側空間失認と呼ぶ。慣れた付添人は右半分がだいたい食べ終わったと見るや、お盆ごと左右をひっくり返す。患者は「あれ、まだ食べてなかったか」と言いつつ、残りの半分があることに気づく。責任病巣は右の後頭葉連合野とされている。

こういう患者が自動車を運転することは普通はないが、した場合の危険さは容易に想像できる。歩行していると、次から次へと左の肩や腕がいろいろな物にぶつかる。物を見るとき、左側の物体は、レンズを通して網膜《もうまく》の右半分に像を結ぶ。網膜の右の情報は視神経、視放線を通って右の後頭葉に情報を送る。後頭葉の連合野は後頭葉からさらに頭頂葉などに情報を送り、画像を判断するプロセスに関係する。ここがやられると、眼前の左側に物があることを認識できないことになる。

右あるいは左が見にくいという視野障害を正確に診断することは、眼科の重要な仕事の一つである。視野の左右両側とも外側が障害される場合、左右の視神経が交叉するその中心部に障害があり、多くは脳下垂体腫瘍《のうかすいたいしゅよう》である。両眼の視野の右半分、あるいは左半分が見えない場合、それぞれ大脳の左半球、あるいは右半球に障害がある。その多くは脳梗塞である。

視神経炎は急速に視力が低下する病気だ。眼底鏡で眼の奥を見ると、視神経に炎症を認める。一方で、視力が急に低下したにもかかわらず、眼底に異常が見られないこともある。これを球後《きゅうご》視神《ししん》経炎《けいえん》という。つまり、眼球の中には異常がなく、その後ろに障害があるという意味だ。

この病気の二、三割は、実は多発性硬化症といって、二週間ほどのうちに小脳失調症状や四肢の運動麻痺、あるいは知覚麻痺を起こす。これは後述するように、一種のアレルギー性疾患である。検査は視覚誘発電位といって、目に光刺激を与え、約一〇〇ミリ秒（一〇分の一秒）後に後頭葉で観察される電気信号から診断する。治療は一刻を争うので、眼科と神経内科の連携が大切である。

眼は心の窓であり、脳の窓でもある。眼底の網膜はまさに脳神経細胞といっていいし、網膜の血管は体の中でただ一つ肉眼で見ることのできる血管である。この網膜の血管を観察することで、動脈硬化症の程度を知ることができるし、高血圧や糖尿病の影響がわかる。眼科では眼底写真といって、網膜のようすを写真に撮って記録し、客観的に判断をする。

眼底には視神経《ししんけい》乳頭《にゅうとう》といって、視神経が丸く束になって見える場所がある。ふだんは丸く、くっきりとした境界が見てとれるが、ときには乳頭が浮き上がり、まわりがぼやけて見えることもある。これを乳頭浮腫といい、脳の圧がとても高くなっている（脳圧亢進という）ことを示す。脳腫瘍や脳出血などでよく見られる症状である。

神経内科と耳鼻科

突然体が投げ出され、空中でぐるぐる回転するような感じ。これがめまいである。めまいにはこの回転するようなめまい（vertigo）と、船が揺れるようなめまい（dizziness）の二種類がある。どんなに理性的な人でも、めまいにとらわれるとパニックにおちいることに例外はない。

結局われわれを含め、動物は地球上にしっかりと立っていることが生存のためにもっとも大切な条件なのだ。地球上にしっかりと立つのに必要な感覚が平衡感覚であり、これが乱れるとめまいが起こる。

耳鼻科のうち、神経耳科はめまいの原因を調べる科である。平衡感覚の乱れは、眼の動きに直ちに現れる。回転性のめまいに襲われている患者の眼を観察すると、両眼が、たとえば右方向へキュッ、キュッ、キュッとリズミカルに、激しく動いている。肉眼で見えにくいような小さな動きでも、フレンツェルの眼鏡といって、両眼に凸レンズが入ったゴーグルを患者に装着させると、眼の動きを拡大し、観察することができる。このすばやい両眼のリズミカルな動きを眼振《がんしん》（ニスタグムス）と呼ぶ。

眼振の検査にはこの自発性の眼振の観察だけではなく、いろいろな方法で誘発して観察することが行われる。これには大きく分けて、注視眼振《ちゅうしがんしん》、頭位眼振《とういがんしん》、頭位変換眼振《とういへんかんがんしん》、温度眼振《おんどがんしん》、回転眼振《かいてんがんしん》、視運動性眼振《しうんどうせいがんしん》の検査法がある。

　注視眼振は、正面、上下、左右を注視させたときに起こる眼振を検査するものだ。このとき観察される眼振には、水平回旋混合性定方向眼振《すいへいかいせんこんごうせいていほうこうがんしん》（メニエール病や前庭神経炎）、左右側方注視眼振《さゆうそくほうちゅうしがんしん》（脳幹障害）、垂直性眼振（小脳正中部の障害。アーノルドキアリ奇形、脊髄小脳変性症）、回旋性眼振（正面の注視で純回旋性眼振を見るもの。延髄の病変、特に延髄空洞症やワレンベルク症候群）、振り子様眼振（左右に同じスピードの眼振。めまいをともなわない。目を閉じると目だたなくなる。先天性の眼振に見られる）、輻輳《ふくそう》眼振（正面注視で両眼が内側に寄る眼振。中脳の障害）などがある。

　頭位眼振とは、頭の位置の変化によって出現する眼振をいう。狭い意味では、比較的ゆっくり頭位を変化させるときに見られる頭位眼振と、急激に頭位を変化させると見られる頭位変換眼振がある。患者がなにかを見ているとこの眼振は出にくいので、必ずフレンツェルの眼鏡をつけて行う。ゆっくりとした頭位の変化で耳石器系を刺激し、急激な頭位の変化で半規管系を刺激し、その機能を見ることができる。温度眼振は耳の穴に二〇度くらいの冷水を注入し、めまいが誘発されるかどうかを見る検査である。外側半規管に障害があると、誘発されない。回転眼振検査は、体をぐるぐる回転させて、めまいが誘発されるかどうかを調べる。半規管が障害されると、眼振が起こらない。

　聴性脳幹反応《ちょうせいのうかんはんのう》は脳死の判定に用いられる大切な検査である。耳にカチカチカチという音を聞かせ、脳表の電気的な変化を観察する。五つの波が記録され、その波形から病変部位を同定することができる。この反応が消失した場合、脳幹の機能に重大な異常が生じたことを意味し、脳死の判定に大きな裏づけとなる。

では、めまいの治療にはどの科を受診すればよいだろうか。めまいとともに耳の症状（難聴、耳鳴り、耳閉感）が強まる場合は耳鼻科、めまいだけで耳の症状がない場合は神経内科の受診が適当である。

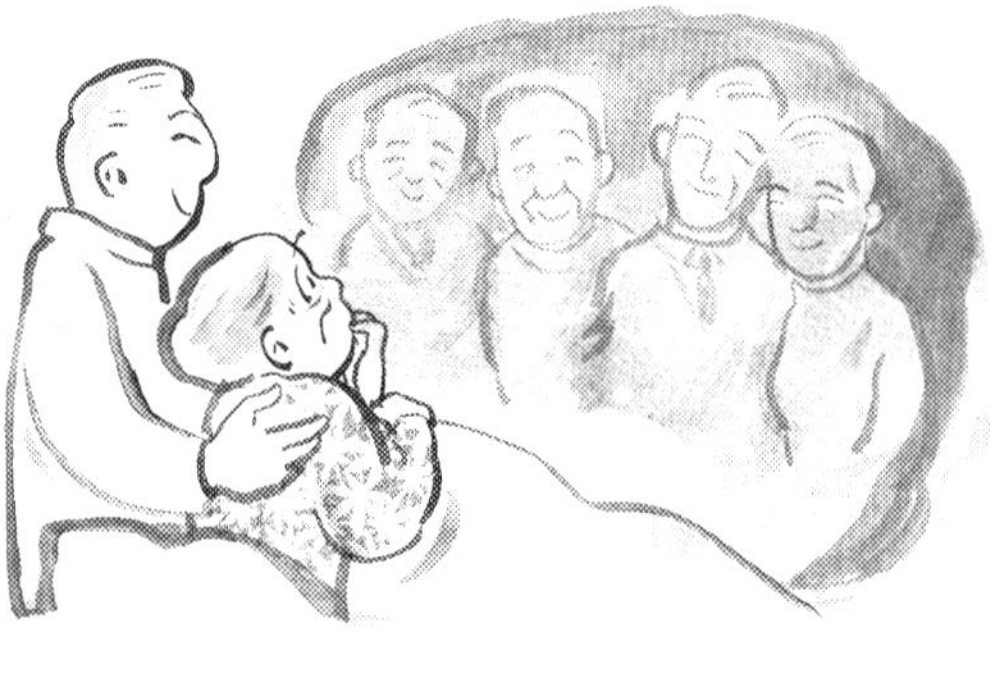

神経内科と整形外科

整形外科は、外科系の関連科目として、神経内科にとっては脳外科についで大切だ。

神経内科の疾患でもっとも多い訴えが痛みとしびれだが、それらは脊椎の異常に由来することが多い。病名をあげれば、変形性脊椎症、後縦靱帯骨《こうじゅうじんたいこっ》化症《かしょう》、脊椎管狭窄症《せきついかんきょうさくしょう》、黄靭帯石灰《おうじんたいせっかい》化症《かしょう》、椎間板ヘルニア、脊髄腫瘍、手根管症候群などである。

＊三十三歳の男性Ｍさん

一年前から首に違和感あり。右の首筋から肩にかけて常に鈍痛があり、寝違えたような痛みを感じる。首を右に傾けると、引きつるような感じの痛みを覚える。左側にはなにも症状がない。無意識のうちに首をかばうため、肩もこるようになった。手のしびれや頭痛はない。これが典型的な頸椎の椎間板ヘルニアである。

脊椎は首が七、胸が十二、腰が五など、合計三十の骨からできている。これらの骨と骨の間には、椎間板というクッションが入っている。この椎間板が神経のある空間に飛び出して神経を圧迫する病気を、椎間板ヘルニアという。診断にはＭＲＩが必要である。枕を低くし、うつむき姿勢を避け、重いものを持たないことで、軽快する。重症例は整形外科で手術を行い、完治させることができる。

頸椎の異常で手、前腕の筋肉が萎縮することもある。

＊二十歳の男性Aさん

いつとはなしに右手の、特に小指側に力が入らず、筋肉が薄くなってきたことに気づいた。神経内科で診察をすると、手の筋肉だけでなく、右の肘まで、筋肉がそげ落ちたように薄くなっている。よく調べると、わずかにその部分で感覚の鈍麻《どんま》も認められた。検査では、頸椎が、首を前に曲げた時に六番と七番の間で急角度で折れ曲がり、脊髄を押していることがわかった。この病気を屈曲性脊髄症 flexion myelopathy という。要は首を曲げなければよいので、整形外科と相談し、頸椎の後ろ側の出っぱり(後棘《こうきょく》)をワイヤーで結び、折れ曲がらないようにした。間もなく症状が軽快し、筋肉の萎縮も軽快した。

＊六十歳の男性Gさん

二、三年前からいつとはなしに、足の裏に小石がはりついた感じが始まった。最初は砂のようだったという。しだいしだいに砂が小石になり、石が大きくなっていった。いろいろな医院、病院で血液やレントゲンを調べたが原因がわからない。最後に神経内科を訪れ、症状から脊椎管狭窄症を疑われ、ＭＲＩの検査を行った。脊髄の入っている空間は、上から見るとハート型のゆったりした空間だが、脊椎管狭窄症ではクローバー型の、前後に狭い空間になっている。このため、老化現象によるちょっとした変形でしびれが始まる。砂利を踏む感じというのがこの病気に特有の症状である。この例も含め、整形外科の手術で軽快が期待できる。

利き手の中指、人差し指、薬指にしびれが起こることは珍しくない。特に中年の女性、赤ちゃんを生んだばかりの若い女性に多く見られる。これは、手首の正中神経が刺激を受けるためだ。手を使わないことで軽快するが、重症例は整形外科の手術が必要となる。そのほか、糖尿病、慢性関節リューマチ、末端肥大症、甲状腺機能低下症が隠れていることもある（一二五頁）。

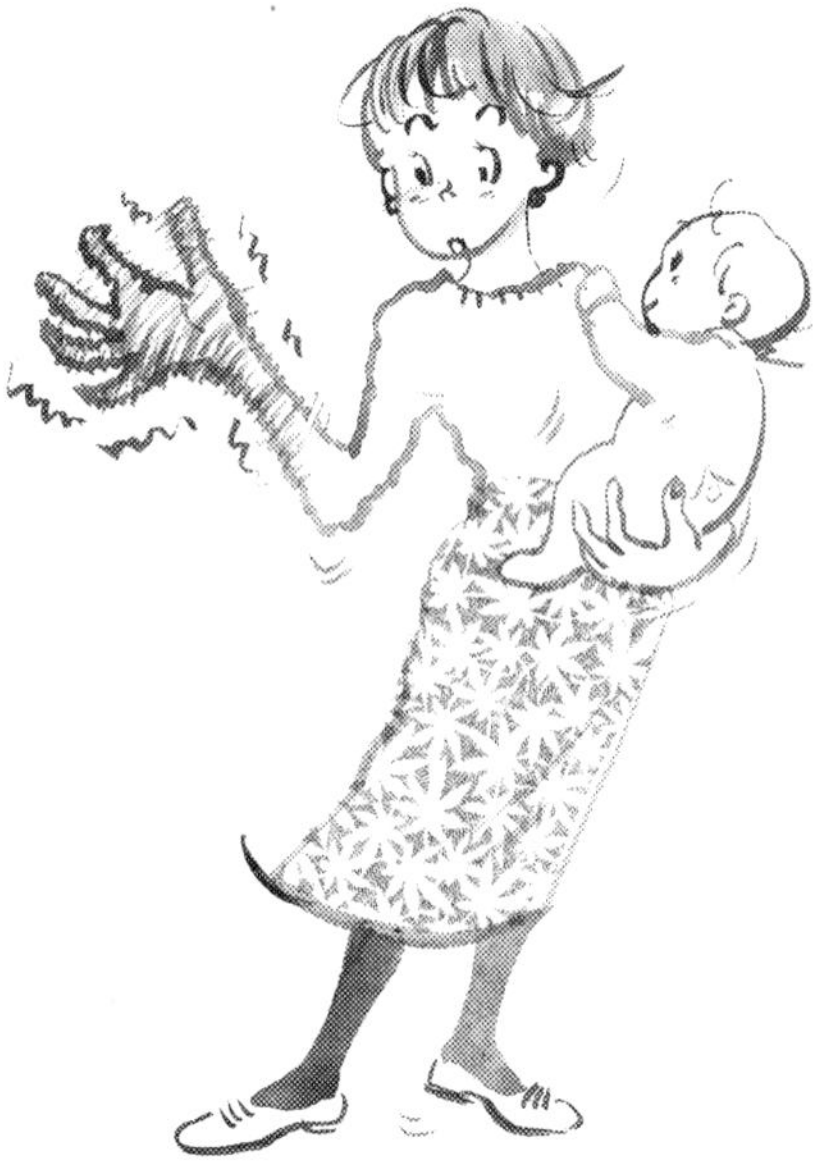

神経疾患の検査とは？

神経内科の検査には、決まった手順がある。これを簡単に頭文字をとってＳＳＥＡＴということもある。

Ｓ＝自覚症状（symptom）

これには現病歴、既往歴、家族歴、ときには生育歴などが含まれる。

現病歴はどういう症状がいつから始まり、どういう経過をとったかという歴史を尋ねるもので、もっとも大切である。病気の起こり方にはいくつかのパターンがあり、それによって診断がほぼつくこともあるほどだ。

①突然発症型（ある日突然始まるもので、脳血管障害が疑われる）

②よくなったり悪くなったり型（しばらくしびれたがまた自然に治り、またしびれ始めたという経過で、変形性頸椎症、多発性硬化症、手根管症候群などがこれである）

③いつとはなしに発症し、常に進行型（脳腫瘍や変性疾患が疑われる）

既往歴は昔どういう病気をしたかを聞くものだ。たとえば昔中耳炎をやり、中年過ぎから難聴、顔面神経麻痺、ふらつき歩行が始まって進行する場合、内耳の真珠腫がまず疑われる。

家族歴は兄弟、両親、祖父母などの病気を尋ねるものだ。病気が遺伝することもあり、また病気になりやすい体質が遺伝することも多い。たいていの人間は、両親、あるいはそのまた両親のかかった病気に、なにか一つ二つはかかるものだ。

生育歴は、生まれてから現在までの育ち方を尋ねる。学校の成績、スポーツの能力なども診断に重要な助けとなることがある。たとえば大学を優秀な成績で卒業したにもかかわらず、二十五歳を過ぎて急に物忘れが始まり、踊るような不随意運動が始まれば、ハンチントン舞踏病が強く疑われる。これに対して、生後の発達が遅く、特殊学級を卒業した例では、同じように物忘れがあり、不随意運動があっても、脳性小児麻痺である可能性が高い。

S＝他覚所見（sign）

これには、一般理学所見と神経学的検査がある。一般理学的検査は、体温、呼吸、血圧、脈拍に始まり、皮膚や眼の結膜の色調（黄疸、充血など）、胸部の打診（腹水がたまっているかどうかなど）、聴診（不整脈、心雑音など）、腹部の触診、四肢のむくみなどを見るものである。これは患者の自覚症状ではなく、医師が診察で見いだした所見ということで、より信頼性が高い。

神経学的検査では、頭のてっぺんからつま先までを調べることになる。髄膜炎やクモ膜下出血では首が硬くなり、他動的な曲げ伸ばしが困難になる。これは自覚症状ではわかるものではなく、医者があおむけに寝た患者の頭をそっと持ち上げてはじめてわかることである。

E＝検査（examination）

神経学的補助検査ともいう（後述）。

A＝分析（analysis）

検査結果を統合して診断を行う。

T＝治療（therapy）

診断にもとづいて治療する。

次に詳しく神経学的検査についてご紹介しよう。

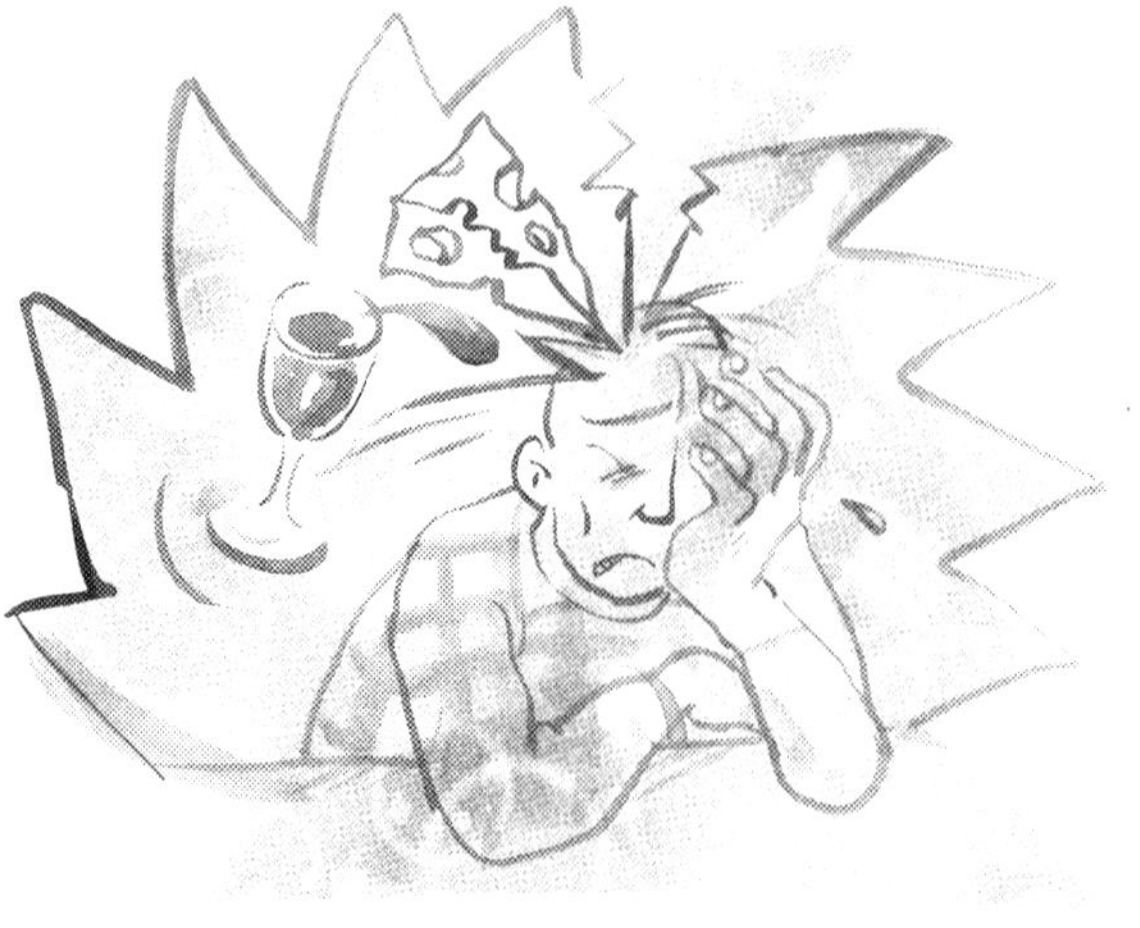

神経学的検査を知る

神経学的検査

神経学的検査は、文字通り神経系統の検査だが、特に機械類を使わずに、医師が触ったりたたいたりして診断するもので、神経内科に特徴的かつもっとも大事な検査である。

これには大きく分けて、

①大脳の機能を見る検査（知能検査、記憶力の検査、失語や失行の検査）

②脳神経系の検査（嗅覚の検査、視神経の検査、眼球運動の検査、顔面の感覚の検査、顔面筋の検査、聴覚検査、平衡覚の検査、嚥下や言葉の検査、頸筋の検査、舌の運動の検査）

③運動の検査（筋力テスト、筋肉の硬さ、腱反射、不随意運動、起立歩行の異常）

④感覚の検査（感覚の障害……感覚が鈍い、いつもジンジンする、触るといやな感じがする。障害のひろがり……右半身、両足、右手親指側など）

⑤自律神経の検査（発汗障害、起立性低血圧、尿失禁、便失禁など）

このような各系統別の検査を順序よく行い、どこに病気があるかを発見する。以上の長いリストからわかるように、すべてをゆっくりと時間をかけて調べると、優に二時間はかかる。外来では時間的な制約があり、普通十五分以上かけることができないので、重点的に検査をすることになる。

バビンスキー反射——足の裏をこする

神経内科の診察では、必ずと言っていいほど、足の裏をこする検査をする。これはなにを見ているのだろうか？　精神的な動揺か？　患者のがまん強さか？

そうではない。これはバビンスキー反射といって、神経内科の検査の中でももっとも神聖かつ重要な検査なのだ。

バビンスキーという人は、十九世紀の後半にパリで活躍した神経内科医だ。その当時、運動麻痺を起こす患者が多かったが、脳卒中で生じた麻痺と、ヒステリーによる見かけだけの運動麻痺とを区別することができないでいた。ヒステリーの患者は比較的若い女性が多いのだが、それだけでは区別のしようもない。バビンスキーさんは途方に暮れながら、来る日も来る日も診察に追われていた。

とある日、脳に障害を起こした患者の足の裏をなにげなくこすってみたところ、親指が反り返るように動いたではないか。一瞬でひらめきを覚えたバビンスキーさんは、病棟を回って、次から次へと試してみた。ビンゴ！

これこそまさに彼が探し求めていた客観的な区別方法だったのだ。

つまり、脳や脊髄に器質的な障害があって麻痺を生じている場合、足の裏をこすると、親指は背屈つまり、反り返る。これに対して、ヒステリー患者の麻痺では、普通の人と同じように底屈、つまり足の裏へ向かう。

この大発見は一八九六年に報告され、大反響を呼んだ。今でこそCTスキャンやMRで脳や脊髄を見ることができるが、十九世紀後半にはそのようなものはなく、器質的疾患を診断するもっとも重要な検査の一つとなったのだ。が、物事にはよい面と悪い面がある。バビンスキー氏の大発見に触発され、世界中で患者のあちこちをこすったりひねったりが大流行になった。この結果、ゴンダ、ロッソリモ、うんぬんかんぬんという「人名のついた検査法」が何十も生み出されることになった。現在ではバビンスキー検査以外はほとんどかえりみられていない。不幸なのはあちこちをこすられた患者と、無数の検査法の名前を試験用に覚えるはめになった医学生だった。

神経学的補助検査

補助検査にはCT、MRI、髄液、脳波、筋電図、生検などがある。

CTはX線を用い、脳を輪切りにして見るものだ。空洞のようなところにただ横たわっているだけで、十五分もかからない。特に痛みはなく、安全な検査だ。脳卒中、脳腫瘍、脊髄の圧迫などで検査をする。

ＭＲＩはＣＴよりも十倍近く詳細な画像が得られる。ただし、体内に金属があると検査できないし、どの施設でも大変混んでいるので、まずＣＴを行い、必要に応じてＭＲＩとなる。脳卒中、脳腫瘍、変形性脊椎症、脊髄腫瘍、脳炎などで検査をする。

ＭＲＡはＭＲＩの機械を使い、脳の血管を写し出す方法だ。将来の危険を察知できる。

ＳＰＥＣＴでは、放射性同位元素を使って脳の血流を正確に調べることができる。これも安全な検査で、特に危険はない。脳卒中のときに検査する。痴呆の診断にも役立つ。

髄液は脳や脊髄の表面を覆っている。脳や脊髄は髄液の中に浮かんでいるといったほうがあたっているだろう。全体で三〇〇ccあり、一日に二回入れ替わっている。腰のところに細い針を刺し、数ccとって検査する。髄膜炎、脳炎ではもっとも大切な検査だ。

脳波は頭の皮膚に小さな電極を十数個はりつけ、微細な電流を約百万倍に増幅して脳の機能を知る。特にてんかん、意識障害の際には大切な検査だ。

筋電図は、細い針を筋肉の中に刺して筋肉の働きを調べる。少し痛いが、たいしたことはない。

神経伝導速度は、電気で神経を刺激して伝わり方を調べる。神経炎で重要だ。

末梢神経や筋肉の難しい病気では、手術室で小片を切って、顕微鏡で調べることがある。これが神経生検、筋生検というもので、傷跡は半年もすればわからなくなる。

このような検査を総合して、正しい診断に迫っていく。

第二章　神経内科の病気

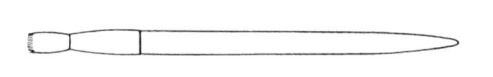

【筆と安全ピン】

感覚の検査は、左右を比べることが大切だ。筆で柔かい触覚を調べ、安全ピンの先で、痛覚を調べる。感覚障害には鈍麻や敏感などさまざまなものがあり、人型の地図にマップしていく。

神経内科の病気にはどんなものがあるのだろう?

私たちは生きている。人間は感じ、考え、行動する。こういった人間らしい機能は神経系が執り行っている。神経系に異常が生じると、感覚の障害として痛み、しびれが起こるし、意識や知能の異常によって昏睡や記憶障害が起こり、運動の障害として麻痺、ふるえ、失調症が起こる。神経内科はこういった症状を分析し、病気の部位と原因を明らかにする。必要に応じて脳外科や眼科、耳鼻科に治療をお願いすることもあれば、精神科に依頼することもある。いうなれば交通整理の役割を担っているのが神経内科だ。

㈠症状から見た神経内科の病気

意識障害、痴呆、記憶障害、思うことが言葉にならない、人の言う言葉が理解できない。頭痛、顔面痛、首の痛み、四肢の痛み、四肢の感覚が鈍い、ジンジンする、味覚がない。力が入らない、片《かた》麻痺、対《つい》麻痺、顔面筋麻痺、ふるえる、手足がかってに動く、運動が遅い、バランスが悪く転びやすい、第一歩が出ない、歩くとすぐに小走りになってしまう。けいれんを繰り返す、視野がぼやける、キラキラ光ったものが見える。

㈡病気の場所から見た神経内科の病気

大脳、中脳、小脳、大脳基底核、橋、脳神経、延髄、脊髄、末梢神経、自律神経、筋の病気。

㈢病気の原因から見た神経内科の病気

①血管障害（脳梗塞、脳出血、クモ膜下出血、硬膜下出血、静脈洞血栓、その他）
②感染症（脳炎、髄膜炎、梅毒、ウイルス性疾患、プリオン病、その他）
③腫瘍（原発性腫瘍、転移性腫瘍）
④脱髄疾患（多発性硬化症、急性散在性脳脊髄炎、白質ジストロフィー）
⑤変性疾患（アルツハイマー、小脳変性症、パーキンソン、ハンチントンなど）
⑥代謝性疾患（リピドーシス、糖蛋白代謝異常、アミノ酸代謝異常、金属代謝異常など）
⑦中毒（金属中毒、有機物質中毒、薬剤中毒）
⑧発作性疾患（てんかん、失神、メニエール、頭痛、ナルコレプシーなど）
⑨先天性疾患（脊髄空洞症、アーノルドキアリ奇形、母斑症）
⑩脊髄疾患（変形性頸椎症、椎間板ヘルニア、脊髄血管障害、ＨＡＭなど）
⑪末梢神経疾患（多発神経炎、ギランバレー症候群、その他）
⑫筋疾患（筋ジストロフィー症、筋緊張症候群、周期性四肢麻痺、重症筋無力症）

ここで、㈡と㈢は縦糸と横糸の関係にあり、ときには原因と結果の関係になることもある。

以上のように羅列すると、たくさんあって、複雑極まりないように見える。㈠の症状と、その時間経過から的を絞り、検査によって㈡と㈢を確実に診断していく。そのうえで治療方針を決め、治療に入ることになる。これには一定の手順があり、それほど難しいことではない。

それでは次の項から、神経内科の病気と治療の最前線を見ていこう。

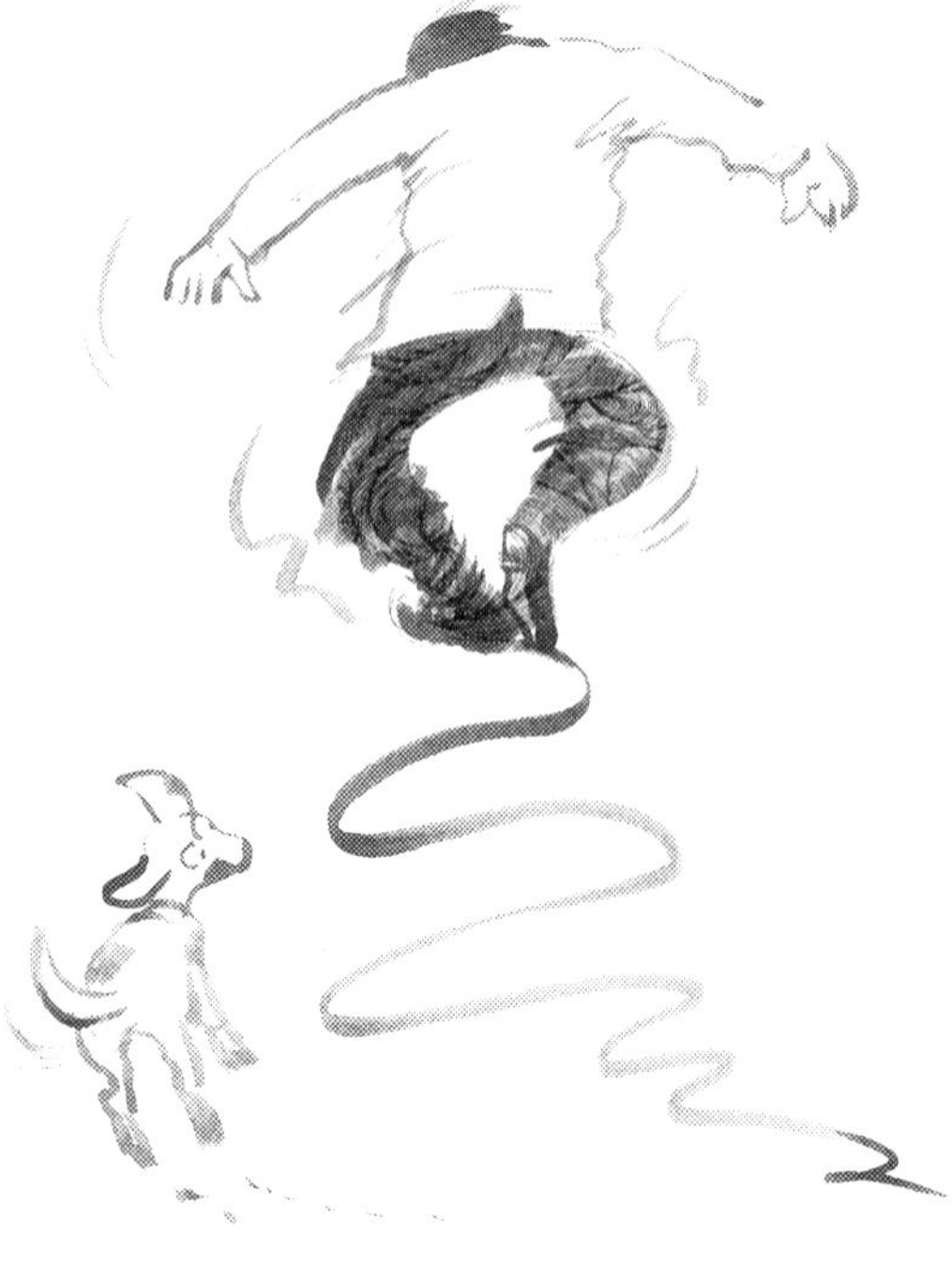

頭痛

頭痛の起こり方

頭痛ほどポピュラーなものはない。あの人は頭痛の種でと言われないまでも、一生の間に頭痛をまるで経験しない人はまずいないだろう。それでは、頭痛にはどんなものがあるのだろう。怖い頭痛と心配のない頭痛はどうやって見分けるのだろう。

頭痛には、急に始まる頭痛、徐々に悪化する頭痛、出たり引っ込んだりする頭痛の三種類がある(図2)。これが一番重要なポイントだ。まず、急に始まる頭痛の例から見ていこう。

＊タイプ１（急に始まる頭痛）

四十歳の男性Bさん。それまではいたって健康で、頭痛は二日酔いのときぐらいしか記憶がない。ゴルフ練習場で球を打っていたところ、突然後頭部から締めつけるような頭痛が始まった。やがて頭痛は頭全体を締めつけるように広がり、気分が悪くなって吐いた。練習のしすぎだと思い、早々に切り上げて帰宅した。翌日は日曜だったので家でゆっくり休んだが、頭痛は相変わらず同じ強さで続き、気分が悪く、なにも食べたくない。月曜の朝になっても頭痛が続くのでさすがに心配にな

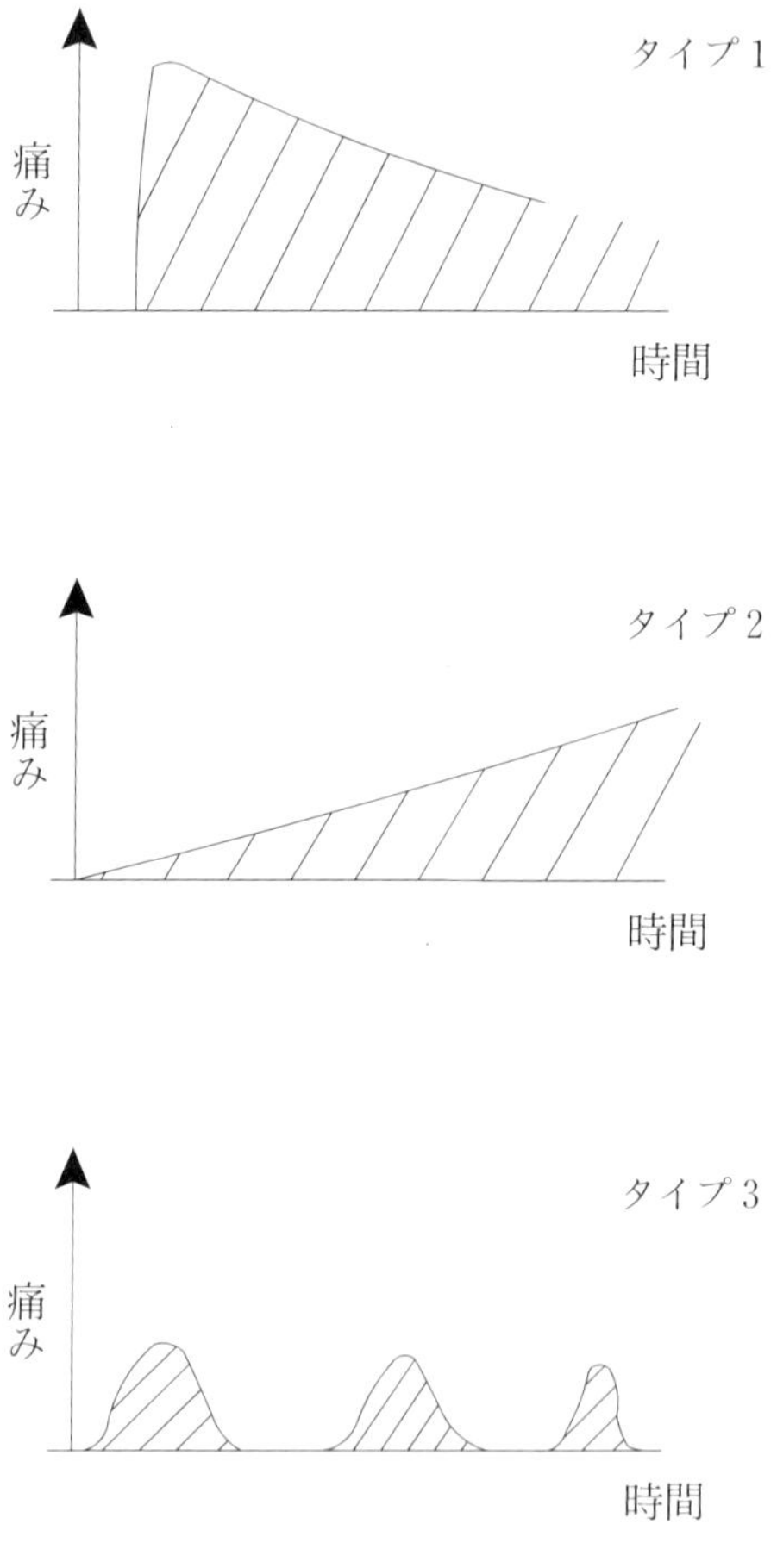
タイプ 1
痛み
時間
タイプ 2
痛み
時間
タイプ 3
痛み
時間

図2.　頭痛の 3 タイプ

り、神経内科の外来を受診した。

診察すると、Aさんは憔悴しきったようすだった。無理もない、頭痛と吐き気でなにも食べられないのだから。横になってもらい、首を持ち上げようとすると首が硬い。これは髄膜が刺激されているしるしで、髄膜炎やクモ膜下出血に見られる。早速至急で脳のCTを撮ると、右側の脳の表面に白い影があり、クモ膜下出血とわかった。すぐに脳外科に転科し、二、三日後に手術となった。術後は特に後遺症もなく、ゴルフを楽しんでいる。

＊タイプ2（徐々に悪化する頭痛）

六十歳の男性Hさん。一カ月ほど前に、鴨居に頭をいやというほどぶつけたことがある。翌日から痛みもなくなったので、すっかり忘れていた。二週間ほど前から頭がなんとなく重く感じられるようになり、疲れているんだなあと思っていた。ところが日を追って頭重がむしろ頭痛となり、その強さも増してきた。ふと左手が重く感じられ、お風呂で石けんを落としてしまった。心配になって神経内科を受診した。

診察すると、Bさんは一見なにもないように見えた。赤ら顔でお酒がとても好きとのことだった。座った姿勢で両手をまっすぐ前に突き出し、手のひらを上に向け、目をつぶって十数えてもらった。すると左手の手のひらが徐々に内側を向き、下がってきた。これは左手の麻痺があることを示している。

早速脳のCTを撮ると、右の脳の外側に白い影があり、脳が左に圧迫されている。これを慢性硬《まんせいこう》膜下血腫《まくかけっしゅ》という。脳と硬膜の間に出血が徐々に起こり、脳を圧迫するものだ。Bさんはその日のうちに脳外科で手術を受け、一週間のうちにすっかり軽快した。

このように、今までに経験したことのない頭痛が突然始まった場合、それから日を追って徐々に徐々に悪化する頭痛は要注意だ。必ず検査を受けなければ危ない。

＊タイプ3（出たり引っ込んだりする頭痛）

大部分の頭痛はこれである。

二十五歳の女性Cさん。会社に入って経理の仕事をしている。二年前からいつも肩こりがあり、ときには頭の後ろから重い痛みが始まる。がまんをしているとだんだん頭の横に広がり、さらに両眼の奥に痛みが感じられるようになる。頭痛があまり強いと吐き気を感じるが、吐いたことはない。入浴して温まると楽になる。頭痛が始まると仕事にならない。このため頭痛薬をだんだん離せなくなってきた。不安になり、神経内科を受診。

診察すると、Cさんはすらりとした美人で、色白で首が長い。前から見るとりっぱな体格に見えるが、横から見ると実に薄っぺらな体をしている。まるでトランプの女王のようだ。姿勢がとても悪く、猫背である。これが緊張型頭痛だ。常に頭や首の後ろの筋肉が緊張しており、そのために頭痛や肩こりが起こるものだ。これは心配のない頭痛の筆頭といってよい。

表１．　頭痛の問診票

	はい	いいえ
頭痛の直前に光がチカチカ見える	－３	１
頭痛のとき、いつも肩こりがある	３	０
頭の後ろ、ぼんのくぼに重い痛み(鈍痛）が起こる	３	－１
頭の右あるいは左だけが痛くなる	－２	２
頭痛とともに吐くことが多い	－２	１
頭痛の間、光がまぶしい	－２	０

数値合計が＋５以上…緊張型頭痛
＋４～＋３…緊張型頭痛の疑い
＋２～－２…精密検査が必要
－３～－４…片頭痛の疑い
－５以下…片頭痛

表１は頭痛の問診表である。精密検査が必要と出たら注意してほしい。脳腫瘍、随膜炎などの怖い頭痛がここに含まれている。

頭痛の起こる場所

頭の右側にズッキンズッキンと起こる頭痛、右の目の回りにジーンと焼けるような頭痛、額をギューッと圧迫するような頭痛、頭の後ろに重く張ったような頭痛など、頭痛のようすはさまざまである。頭痛はとても複雑なように見えるが、実は規則性があり、診断もそれほど難しくはない。

ここで図3を見ていただきたい。まずは、何度も何度も繰り返し起こる慢性頭痛について考えてみよう。その中でも緊張型頭痛といって、頭の後ろ、首の後ろの筋肉が緊張することで起こる頭痛がある。昔は筋収縮性頭痛ともいっていたが、実は慢性頭痛の大部分、およそ三分の二はこれである。この頭痛は、首のこりと、頭の後ろが重く痛く感じる症状で始まる。がまんをしていると鈍い痛みがだんだん前のほうに広がってくる。最初は頭の横、さらに眼の奥に重い痛みが広がる。その多くは左右両側に痛みが出るが、三分の一では右か左だけに起こり、片頭痛と勘違いしている人が多い。

次に多い慢性頭痛は血管性頭痛、特に片頭痛である。これは脳の血管の異常で起こるもので、右側あるいは左側に限られ、両側が一度に痛くなることはまずない。ズキンズキンとする頭痛で、吐き気や嘔吐がよく起こる。

右あるいは左の眼の回りにジーンとやけ火ばしをあてたような痛みが群発頭痛だ。このあまり聞き慣れない名前は、頭痛がいったん始まると毎日毎日だいたい同じ時刻に繰り返し起こり、二、三週間続くことから名づけられた。これも血管の異常から起こる頭痛である。

額がギューッと圧迫されるような、ときには中から膨張するような頭痛がある。これはてんかんによる頭痛である。てんかんの病巣が右にあるときは左の額、左にあるときは右の額に痛みが起こる。てんかんの大発作（全身けいれん）のあとにも頭全体が割れるような頭痛が起きるが、この圧迫されるような頭痛は、てんかんの発作そのものと考えてよい。

　これまでに経験したことのない頭痛が急に始まるのを急性頭痛という。これにはいろいろと怖い頭痛が含まれるので、要注意だ。

　頭全体が激しく痛む。発熱とともに起こった場合は、髄膜炎の可能性がある。ウイルス性の髄膜炎では数日のうちに激しい痛みになる。結核菌やかびの菌（真菌という）ではもう少し遅く、二週間くらいかけてゆっくりと痛みがひどくなる。普通の化膿菌（ぶどう状菌、髄膜炎菌など）はその中間である。

　クモ膜下出血では、突然始まり、頭全体がかんぬきで締めつけられるような痛みを覚える。吐き気、嘔吐があり、重症ではすぐに意識がなくなり、呼吸も止まってしまう。

　風邪のあとに眼の上、あるいは眼の下が内側から膨らむような痛みは、急性副鼻腔炎《きゅうせいふくびくうえん》だ。膿がたまって圧が高まり、痛みを起こす。

　右または左の眼の芯が激しく痛み、同時に視力が低下して景色がぼやけて見えるのが緑内障。すぐに眼科にかけつけないといけない。

　硬いものを食べたあと、あるいはあごの関節が弱い人は、顎関節症《がくかんせつしょう》といって耳の前にズキズキッとシャープな痛みを覚える。痛くなると、口を満足に開けられないことでそれと知ることができる。

慢性再発性頭痛

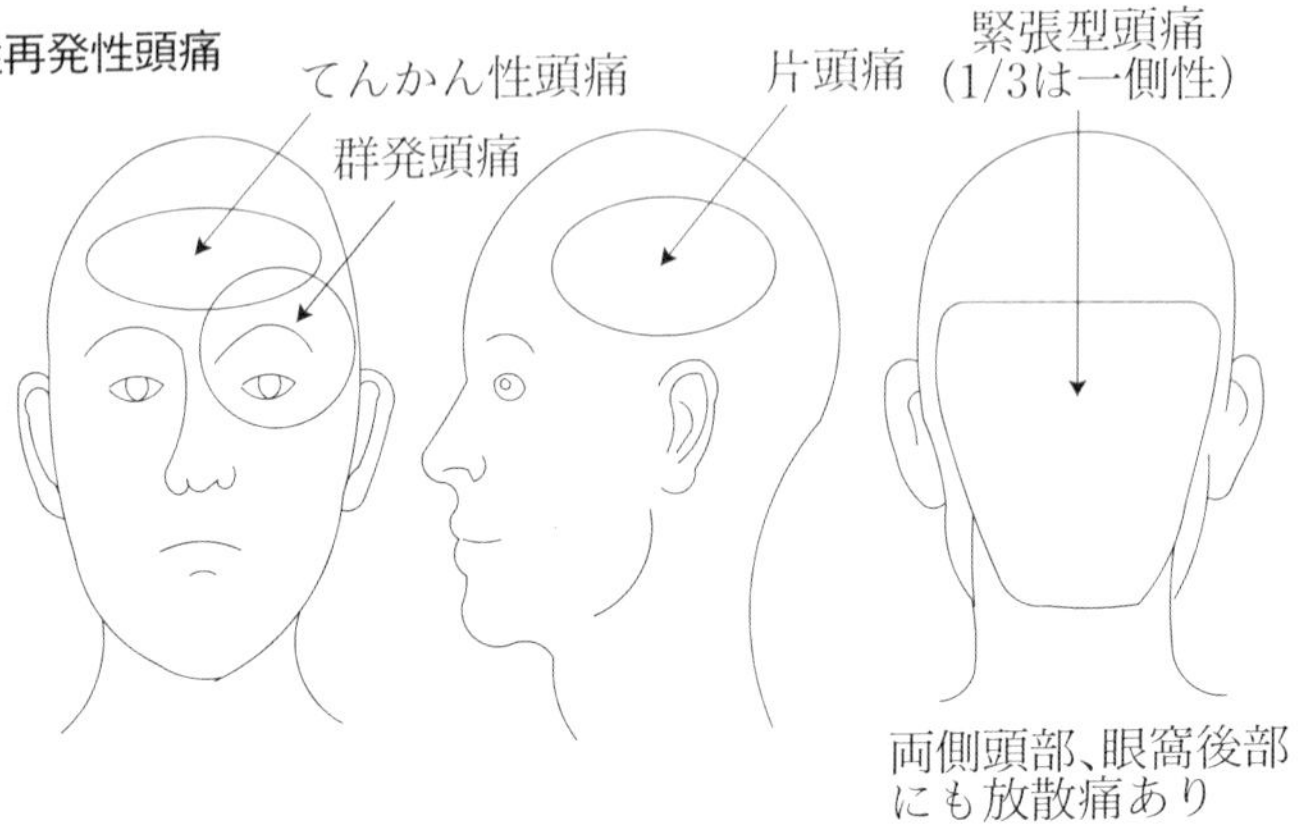

急性頭痛

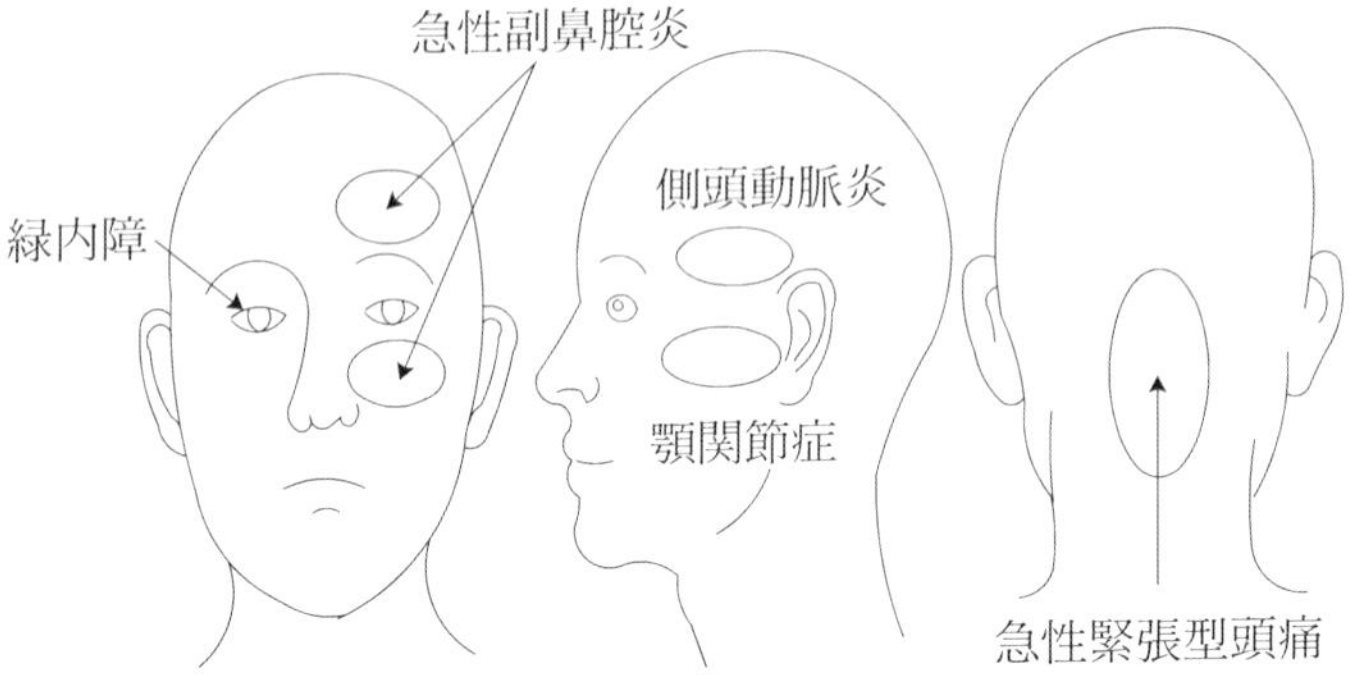

図3.　頭痛の場所

これは口腔外科の病気だ。

以前に全身の筋肉が痛くなったことのある人が、突然頭の横がズキズキと痛くなり、その側の視力が低下したら側頭動脈炎《そくとうどうみゃくえん》が疑われる。これはアレルギー性の病気で、全身の筋肉痛を生じるリューマチ性筋肉痛と併発することがある。失明することが多いので要注意だ。血沈の異常が目だつ。

重いビール瓶の箱を持ち上げようとしたら、頭の後ろでブチッという音がして、ぼんのくぼがズキズキ痛み出したら、急性緊張型頭痛を疑う。頭の後ろの筋肉が肉離れしたときなどに起こる。重量挙げの選手がいきんだときや、トイレで便秘のため、うつむいていきむと危険だ。痛みが数日続くこともある。

高血圧の患者が頭痛を覚えることも珍しくはない。これには二種類ある。一つは頭の後ろに板がはりついたような、重く不快な痛みだ。これは最低血圧が一一〇を越えると起こることが多い。もう一つは、両側の頭の横にズキンズキンとする痛みを覚えるもので、もっとひどくなると、キーンというような金属的な不快感が現れる。これは最高血圧が二〇〇以上になると感じられる。

頭痛に悩む人たち

日本にどれだけの頭痛患者がいるかを大規模に調べた報告は、まだ少ない。それにはいくつかのわけがある。頭痛に悩む人の大部分はがまんするか、町の薬局でテレビに出ていた頭痛薬を買うかですませてしまい、きちんとした医療を受けていないのだ。したがって、医療者が統計をとろうとしても難しい。たとえば大学で統計をとると、重症の患者と男性が多くなる。これまでに日本では鳥取県の統計と、東北地方の一つの企業で行ったアンケート調査があるが、いずれも農村部に限った統計、あるいは社員の大部分が健康な男性といううらみがある。

筆者はある日本企業の社員と、その家族のうちで十五歳以上の男女すべてを調査した。調査は全国に及び、男性一一六一人、女性一二一九人のレポートを得て、一つ一つの詳しい検討をした。なお、アンケートの回収率は九〇%である。

その結果、慢性頭痛があると答えた率は、男性が二三%、女性が四八%で、全体では三五・七%だった。

慢性頭痛の中で、どのような病気かを調べた結果が次のとおりである。

緊張型頭痛　七八・四%
典型的片頭痛　五・六%
群発頭痛　〇・八%
その他血管性頭痛　一三・五%
分類不能　一・七%

こうして見ると、圧倒的に緊張型頭痛が多いことがわかる。

では、病院を訪れる患者の内訳はどうだろうか。

日赤医療センター神経内科を訪れた頭痛患者の内訳は、次のとおりだった。これは頭痛を主な訴えとして来院した患者の最終診断である。なお、数字のないものは一％未満である。

慢性頭痛
　緊張型頭痛（両側に痛みがあるもの）　五〇％
　　（片側に限られるもの）　一〇％
　典型的片頭痛　七・二％
　群発頭痛　一・九％
脳外科的疾患
　脳腫瘍
　硬膜下血腫
　クモ膜下出血
神経内科疾患その他
　脳炎、髄膜炎
　てんかん　四・一％
　急性副鼻腔炎　二・五％

側頭動脈炎
高血圧症　四・八％
水泳で起こる頭痛
顎関節症
緑内障
神経血管浮腫
帯状疱疹　その他

緊張型頭痛——もっともポピュラーな頭痛

そのメカニズムは？

緊張型頭痛に悩んだ人といえば、樋口一葉を忘れるわけにはいかない。

路地のどぶ板をがたんがたん踏んで行ってお訪ねしますと、池の見えるところへ机を持ち出して、「頭痛が激しくてたまらないものですから」と、鉢巻きをして書いておられたこともありました。「ひどく肩が凝ってこれできびしく打っても感じないほどです」と文鎮を取ってみせられたこともありました。（一葉の弟子、疋田達子による）

では、どうして一葉は緊張型頭痛に悩んだのだろうか？　当時は謎であったろうが、現在では火を見るよりも明らかなことだ。

それは、うつむき姿勢である。緊張型頭痛は別名うつむき症候群ともいう。

うつむくことによって、首の後ろの筋肉（これを後頸筋群《こうけいきんぐん》という）が、頭を支えるために一生懸命に働き、緊張する。このとき、筋肉が硬くなるのでその中の血管が圧迫され、血液の流れが悪くなる。血液の供給が少ないと酸素欠乏になるが、その状態で筋肉が収縮すると筋肉はやむをえずグリコーゲンを分解し、エネルギーを得る。その過程で乳酸やピルビン酸などの痛み物質が蓄積して、痛みを起こすようになる。

筋肉は、その中ほどは筋腹というが、神経が少ないのでこりを感じる。筋肉が骨についている腱付着部には神経が密集しており、ここから痛みが始まる。頭の後ろの筋肉が骨についているところがいわゆるぼんのくぼである。ここから重い痛みが始まる。この痛みは頭の横や眼の奥に響いて感じられるので、人によっては眼の奥が痛いということも多い。

それでは、どんな人でもうつむくと頭痛が起きるだろうか？　そんなことはない。頭痛を起こしやすい人は、「持病」というが、多くは体型に問題がある。

特に首が細く長い人は、同じ頭の重さであっても少しのうつむき姿勢で頭痛が起こる。頭重負荷

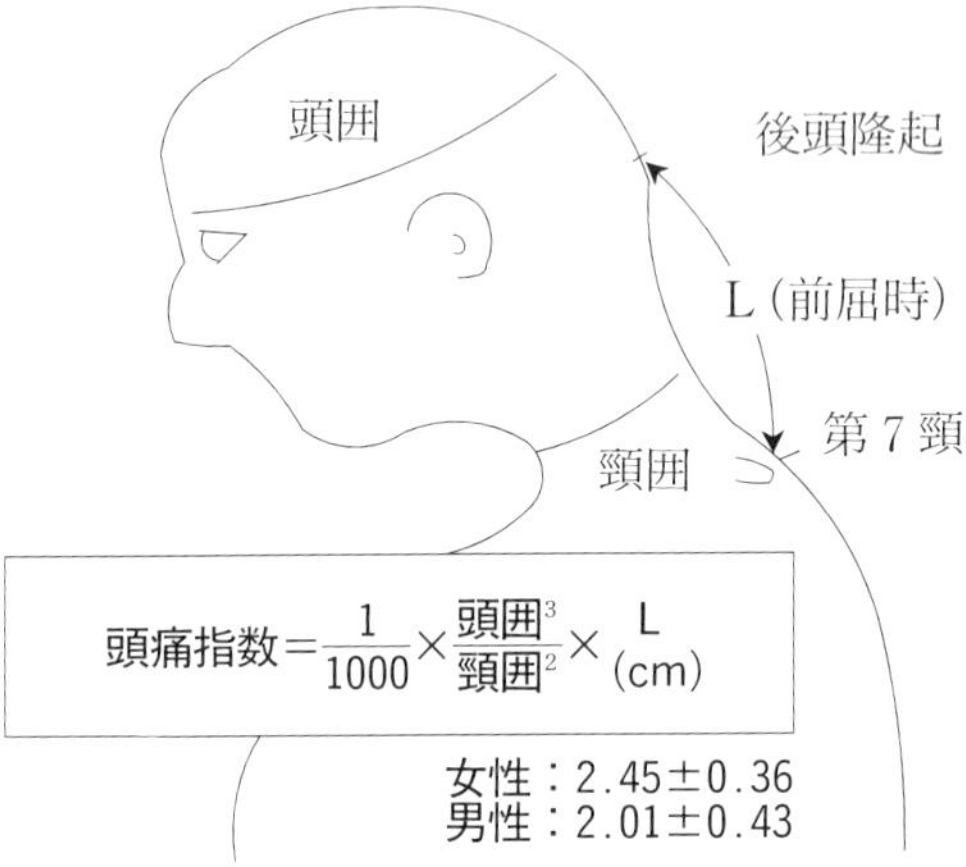

図4.　頭重負荷指数（頭痛指数）の計り方

指数（頭痛指数）というものがある。図4をご覧いただきたいが、頭の重さがどれだけ首の負担になっているかを示す。この点数が三を越すと、毎日頭痛に悩むことが多い。首の骨（頸椎）が前後にずれやすい人や途中で折れ曲がる場合は、特に頭痛を起こしやすい。それは、頸椎が頭の重さを支えきれず、首の後ろの筋肉に負担が増えるからである。

緊張型頭痛は、頭の後ろの重い頭痛で始まる。徐々に頭の横、さらに眼の奥に広がり、ときには重い頭痛だけではなくて、ズキンズキンとしたり、吐き気を感じることもあるが、実際に吐くことはまずない。

朝起きると頭痛がひどいという場合もある。これは枕が原因である。枕が高いほど首の後ろの筋肉に緊張を生じ、寝ているうちに痛みが始まって、頭痛で目覚めることになる。

緊張型頭痛を治す

そのほか、緊張型頭痛を起こしやすい要因として、貧血や低血圧、あるいは動脈硬化症がある。こういった病気があると、筋肉に十分な栄養が供給されないために痛みを起こしやすくなる。また、年をとったり病気で筋肉の力が弱くなると、頭の重さが変わらない分、筋肉の負担になり、頭痛を起こしやすくなる。

ストレスに弱い性格は頭痛にも弱い。ストレスがあると筋肉の血管が収縮するので血液の流れが悪くなり、その結果、痛みを起こしやすくなる。

緊張型頭痛を起こしやすいものと起こしにくいものを、ここでまとめてみよう。

〈起こしやすくするもの〉	〈起こしにくくするもの〉
長時間うつむき姿勢でいる	正しい姿勢
ストレスに弱い性格	ストレスに強い
首が細長い	首が太く短い
首の骨がきゃしゃ	首の骨ががっしりしている
低血圧、貧血、過労	血流改善、入浴

筋肉が弱い	筋肉が強い
じっと動かないでいる	自分で運動する
高く硬い枕	低く柔らかい枕

緊張型頭痛は、結局のところ、うつむき姿勢によって首の後ろの筋肉が過度に緊張するところから始まる。いうなれば、うつむき症候群である。姿勢を正すことがなによりも大切だ。首の後ろが張った感じが黄色信号。姿勢を正して五分間リラックスすると軽快する。がまんを続けるとかえって痛みが強くなり、持続するようになる。

姿勢の簡単なチェック法として、頭の上に文庫本を載せてみる。うつむくと本は前に落ちてしまう。朝、頭痛で目が覚める人は枕が高すぎ、寝ている間うつむき姿勢になっていることが多い。薄い羽根枕か、一、二回折ったバスタオルを使うこと。枕が高ければ高いほど、首の筋肉の緊張が強まる。毎日のように頭痛が生じる場合は、低血圧、貧血の有無や、頸椎の検査をする必要がある。首の骨がきゃしゃで、うつむくと前後にずれたり、Zライトの支柱のように折れ曲がることがある。この場合は頭の重さを首の骨が支えきれず、首の筋肉に負担がかかり、頭痛が起こる。胸や背の筋肉がしっかりしていないと、姿勢を正しくできない。長期的には壁押し体操、腹筋運動、背筋運動を毎日行うとよい。

高齢者で肩こりと頭痛が多い場合は、高血圧、糖尿病、喫煙、高脂血症など、動脈硬化症の有無をチェックすること。

やむをえずクスリを使う場合は、筋肉をリラックスさせるクスリ（筋弛緩薬）、鎮痛消炎剤を使う。ただし、後述するように、長期間鎮痛薬を使っていると、クスリによる頭痛が起こるようになる。こうなってはアリ地獄で、毎日毎日頭痛で悩み、頭痛薬を飲んで胃を壊すという悪循環におちいる。

片頭痛――誤解されている頭痛

そのメカニズムは

片頭痛に悩まされた作家といえば、芥川龍之介である。

絶えずまわっている半透明の歯車だった。僕はこういう経験を前にも持ち合わせていた。歯車は次第に数を殖やし、半ば僕の視野を塞いでしまう。が、それも長いことではない、暫くの後には消え失せる代わりに今度は頭痛を感じはじめる。（略）左の目ははたして何ともなかった。しかし右の目の瞼の裏には歯車がいくつもまわっていた。僕は右側のビルディングの次第に消えてしまうのを見ながら、せっせと往来を歩いていった。

（芥川龍之介著『歯車』）

典型的な片頭痛はこのように、右あるいは左の視野に、きらきらしたギザギザの模様、オーロラのように揺れるもの、回転する歯車、風に揺れる水面のようなものが見え始め、だんだんと面積を広げていく。本を読むとこの光ったところは活字が見えないことに気づく。ただし、決して中心を越えて反対側にまで広がることはない。二十分もするとこの光るギザギザ模様は消え始め、それとともに、今まで見えていたのと反対の頭の横からズキンズキンと頭痛が始まる。しばしば吐き気があり、実際にひどく吐くこともまれではない。ときには音や光がひどく神経に触って耐えがたく感じることもある。

しばしば片頭痛は誤解されている。片側だけに起こる頭痛、ズキンズキンとする頭痛、強い頭痛だからといって片頭痛というわけではない。片頭痛は頭痛に先立って起こる前駆症状(ギザギザの光など)があり、片側だけにズキンズキンという頭痛を感じ、しばしば吐き気をともなうものなのだ。

これだけではない。発作の前日には尿量が減り、約五〇〇g体重が増える。このとき、顔のむくみに気づく人もいるほどである。発作が終わると再び尿量が増え、もとの体重に戻る。

では、どうして片頭痛が起こるのだろう。

多くの研究者に認められているシナリオは次のようである。

まず、脳の後頭葉《こうとうよう》にある動脈が突然収縮を始め、そこに血行障害が起こる。このときいろいろな視覚異常が見られる。二十分もすると収縮した血管がもとに戻り始めるのだが、このときに血管の回りにむくみが起こる。このむくみのために、ズキンズキンという頭痛と吐き気が生じる。血管の収縮を起こす原因としては、化学伝達物質、特にセロトニンが関与しており、また頭痛の広がりについては神経系の関与がおそらくあるのだろう。

私たちの右側の視野にあるものは、眼のレンズ（水晶体）を通ると網膜の左側に像を結ぶ。網膜の左側に入った情報は脳の左に集まり、左側の後頭葉で分析が行われ、視覚として感知される。つまり、左側の後頭葉に血管の異常な収縮が始まると、あたかも視野の右側に異常な光があるかのように感じることになる。片頭痛は頻度の多い病気であり、人口の約五％に見られる。片頭痛患者の知能指数が一般よりも高いことを指摘する研究も報告されており、患者だからといってがっかりすることはない。多くは、両親のいずれかから遺伝する。

片頭痛の治療、予防

片頭痛はしばしば環境の変化、精神的なストレス、特別な食事、あるいは睡眠によって発作が起こる。誘因の中で多いものはアルコール、生理、ストレス、食事である。

光と音……患者はギラギラした光や、白と黒の市松模様を見ることを好まない。明るい光を見つめることで目に残像が残り、それから発作が誘発されることもある。夏にはサングラスを使用したい。

食事……チョコレート、強いにおいのチーズ、味の素で誘発されることがある。

アルコール……約三割の患者でアルコールが発作を誘発する。特に赤ワインが要注意。

生理……月経の周期によって生じる片頭痛は多い。また、閉経後にも同じような周期で片頭痛が続くこともある。妊娠中は発作の回数が少なくなることも多いが、その一方で妊娠初期に頭痛が一時的に頻発することもある。

睡眠……睡眠不足で起こることもあれば、睡眠のとりすぎで誘発されることもある。

ストレス……精神的な興奮、あるいはストレスが直接発作を誘発することがある。

発作を途中で止める治療としては、カフェルゴットというクスリを使う。これは血管を収縮させる作用があり、発作時に血管が再拡張して頭痛を起こすことを防ぐ。このクスリは連日使うことは避けること。というのは、血中濃度が過剰になると、いわゆるリバウンド現象として知られる薬剤によって誘発される頭痛が起こるからだ。この頭痛は本来の片頭痛よりも激痛であることが多く、注意が必要である。

また、血管収縮を起こすことから、狭心症、心筋梗塞、高血圧症、高脂血症、糖尿病、あるいは胃潰瘍などの患者が使うときは気をつける。

カフェルゴットのほか、発作時にアスピリンを併用すると効果的である。

片頭痛発作が頻発するときや頭痛が激烈な場合には、頭痛を予防する治療が必要となる。このためにはインデラルやミグシスといったクスリが有効だ。インデラルはベータブロッカーの一種で、血圧を下げたり脈拍を遅くする効果がある。また、ミグシスはカルシウムブロッカーの一種で、血管を拡張したり安定化する作用を持つ。片頭痛には、町の薬局で売っている頭痛薬は効果がない。しかしながら、われわれの調査によると、自分が片頭痛と正しく知っていた患者は全体のわずか一〇％に過ぎなかった。自分で頭痛持ちだと悩まずに、なかなか治らない頭痛の場合には神経内科にかかろう。

片頭痛では吐き気や嘔吐が多いので、クスリを飲めない場合もある。欧米ではスマトリプタンという特効薬が広く使われており、また鼻にスプレーする方法も用いられている。

群発頭痛——珍しいが、繰り返し起こる激しい頭痛

突然、ジーンと、右の眼の回りに焼け火ばしを押しつけたような痛みが始まる。なにごとかと思っていると、右眼から涙がどんどん出始め、また鼻水も流れてくる。鏡を見ると、額から眼の白目まで赤くなっている。

これが群発頭痛である。頭痛の中の王様ともされるほど痛い。あまりの痛さに、患者はじっと寝ていられないほどである。

群発地震は地震が多数群れをなして起こるものだが、群発の名がついたのは、いったん始まると

毎日のように同じ時刻に起こるからだ。そして、二、三週間が過ぎるといつの間にかケロッと消えてしまう。何カ月かが過ぎ、そろそろ忘れたころに再び忍び寄ってくる災害のような頭痛だ。

これも片頭痛と同様に、血管性頭痛の一つである。頭痛発作時には、内頸動脈や眼動脈といった太い血管に血管収縮が起こり、ついでこれが拡張するときに、回りにむくみを起こす。同時に動脈に沿って走る交感神経のネットワークが障害を受け、ホルネル症候群が起こる。ホルネル症候群というのは、スイスの眼科医のホルネルが見つけた交感神経が障害されたときの症状をいう。このとき瞼が下がり、黒目(瞳孔)が小さくなり、顔に汗が出なくなる。眼を閉じたり、開くことは正常にできる。

群発頭痛は、男性に圧倒的に多い病気である。これまでに述べた緊張型頭痛や片頭痛の三分の二が女性であることと対照的だ。統計によると、八〇〜九〇%が男性とされている。遺伝はしない。発病は二十〜三十代が多く、年とともに軽くなっていく。

この頭痛は、アルコールや狭心症の特効薬であるニトログリセリンで誘発される。また、血管収縮作用のあるエルゴタミンが頭痛を抑える効果を有する。実際に、発作中に血管が収縮したり拡張したりしているところが撮影されている。結局のところ、血管の回りにむくみが起こり、これが痛みを生じさせる。

治療は、一〇〇%の酸素吸入がまず行われる。市販の酸素の濃度は三〇〜四〇%で効果がない。

薬物としては、片頭痛と同様にエルゴタミン(カフェルゴット)、抗ヒスタミン薬、カルシウム拮抗薬が使われ、それなりに有効である。難治例では副腎皮質ホルモンを使うこともある。

群発頭痛の特殊なものに、慢性群発頭痛がある。これは発作の群発期と、発作が遠ざかっている期間といった周期がないもので、のべつまくなしに群発頭痛が起こる。この場合はうつ病の治療に使われる炭酸リチウムが効くことがある。

予防法としては、禁酒と、また昼寝をするとしばしば誘発されるのでこれをやめる。精神的なストレス、怒り、不安感が引き金になることもあり、なるべく鎮めるようにする。過労は発作を生じやすくするので、適度な休養をとる。

毎日起こる頭痛――鎮痛薬を手放せない頭痛はクスリによることも

今日も朝から頭が痛い、鎮痛薬を飲まないと一日が不安だ、という患者がいる。頭痛そのものは聞いてみるとそれほど激烈ではないのだが、鎮痛薬を飲まないと一日中頭痛がするような気がして不安だ、クスリを飲むとほっとして安心するということが多い。

＊三十七歳の男性Dさん

十年来頭痛薬を飲むことが習い症になっている。ところが最近体がだるく、顔もむくみがちである。血色も悪いと指摘された。尿がだんだん赤くなったことにも気づいている。調べてみると大変な貧血で、腎臓もほとんど機能していないことがわかった。この患者は頭痛薬に入っているフェナセチンの慢性中毒で、腎不全になったのだった。間もなく人工透析をせざるをえないことになった。彼になぜ頭痛薬を飲んだのか尋ねたところ、クスリを飲むとほっとして、幸せな気分になる。飲まないと頭痛が起こるような気がして不安だからという。入院してクスリを中止させたが、それっきりで頭痛はもはや生じなかった。

ほとんど毎日起こる頭痛を慢性習慣性頭痛という。厳密に言えば、週に六回、六カ月以上あるものをいう。このうちの七割はもともと片頭痛だったもので、約三割は緊張型頭痛である。

①片頭痛から慢性習慣性頭痛になったものを「変形した片頭痛」と呼ぶが、たいていは十代から二十代（平均は二十一歳）に発病し、平均三十七歳ころに慢性習慣性頭痛になる。頭痛の頻度が増すにつれて発作そのものは軽く、吐き気や嘔吐、光や音への過敏性も軽くなっていく。その一方で、生理時に悪化することや、片側の頭痛などの片頭痛の特徴は残る。頭痛の持続時間は毎日四時間以上のことが多い。重要なことは、九六％が頭痛薬の使いすぎであることだ。

その特徴は、朝クスリの血中濃度が減少すると頭痛が起こる。クスリを中止すれば自然に頭痛がなくなる。治療は簡単だ。とにかく頭痛薬を中止すること。頭痛薬を飲む理由は、「飲まないと不安だから」がもっとも多い。抗うつ薬や片頭痛の予防薬を使う必要のある場合もある。

②緊張型頭痛から慢性習慣性頭痛になったものを「慢性緊張型頭痛」と呼ぶ。頭の後ろに重い頭

痛があり、肩こりをともなう。これも大部分は頭痛薬の乱用によるもので、頭痛薬の血中濃度が低くなると、頭痛を感じる。クスリを飲む理由はやはり頭痛が強いからではなく、頭痛が起こるのが不安だからだ。

③これまで頭痛を経験したことのない人に、突然頭の決まった場所に頭痛が続いて起こるようになったものを「新たに始まった持続性頭痛」という。発症は急激だが、これも頭痛薬をやめることでケロッと治ることが多い。

④毎日のように片側の片頭痛が持続的に起こるものを「持続性片頭痛」という。一日のうちでも頭痛がひどくなったり軽くなったりする。これは片頭痛のクスリ（エルゴタミン）を連用するために起こる。まずクスリを中止することだ。

運動にともなう頭痛――怖い病気が隠れていることもある

セックスの最中に、頭の両側がズキンズキンと痛み始めることがある。なんらかの運動中に起こる頭痛を、良性労作性頭痛と呼んでいるが、必ずしも良性とは限らず、怖い病気が隠れていることがあるのでご用心。

どんな運動で起こるかというと、ランニング、ボートこぎ、テニス、レスリング、クリケット、園芸、性交、サッカーのヘディング、重量挙げ、排尿、排便時のいきみ、入浴、水泳、特にダイビング、エアロビクス、マスターベーション、など、ほとんどあらゆる運動といっていい。特に最近フィットネスを始めた人がなりやすい。その一方で、散歩、普通の水泳、自転車こぎでは起こりにくい。

たいていの頭痛は女性に多いものだが、運動にともなう頭痛は四十歳以上の男女に等しく見られ、頭の両側がズキンズキンと痛むことが多い。たいていは自然に軽快し、人口の一％が経験するとされている。ただ、中には次のようなこともある。

＊四十五歳の男性Aさん

セックスやマスターベーションをすると、両側の頭にズキンズキンとするひどい頭痛が起こる。ひどいときには全体がキーンとなるような感じもある。心配になって神経内科を受診し、血圧が二〇〇／一二〇と、高血圧であることがわかった。つまり、興奮すると血圧が非常に高くなり、この結果として血管性頭痛を起こしていたのだ。降圧剤を服用するようになり、この種の頭痛はうそのように消えてしまった。

運動で起こる頭痛には、いろいろな原因がある。一番多いものは急性緊張型頭痛であり、トイレで下を向いていきんだら頭の後ろにガーンとする激しい痛みが始まり、一、二日続いたなどである。サッカーでヘディングをしたとき、重量挙げなどでも起こる。この痛みはうつむいたりいきむと悪化する。後頭下部の筋付着部の損傷による。トイレでいきむときは上を向いていきむと安全だ。

高血圧にともなう頭痛も多い。最高血圧が二〇〇あるいは最低血圧が一一〇を越えると起こることがある。両側頭部がズキンズキンと痛み、後頭部に板がはりついたように感じる。クモ膜下出血が隠れていることもあるので、精密検査が必要である。

脳の動脈が拡張するときの痛みもある。これは水泳で顔が冷えて反射的に血管が収縮し、その反動で血管が拡張して起こる。特にダイビングの直後に起こりやすい。これに血圧は関係ない。

酸素欠乏で起こることもある。高山に登山すると酸素が足りなくなり、炭酸ガスが増える。すると脳の動脈が拡張して頭がフラフラし、顔が紅潮してズキンズキンという頭痛が起こる。もともとある片頭痛が運動で誘発されることも珍しくはない。

てんかんによる頭痛――頭をギューッと圧迫される痛み

額の両側をギューッと圧迫されるような頭痛、頭の横や後ろをギューッと圧迫するような頭痛、額がまるで風船のように、外側に膨らんでいくような頭痛。こういう頭痛はてんかんが隠れている。

てんかんといっても、いつも全身けいれんや意識消失を起こすわけではない。ときにはさし込むような腹痛を生じたり、ときには前述のような頭痛を起こすこともある。こういった痛みに対して、市販の鎮痛薬をいくら飲んでもなかなか効果は得られない。

脳腫瘍や脳出血のあとにてんかんを起こすこともある。こういった病気は、左または右に局在しているものだが、たとえば左に病気があると、頭痛は右に起こる。診断は脳波検査によって明らかとなる。例をあげてみよう。

＊四十一歳の男性Ｓさん

頭部外傷のあと二、三年してから、眼や首にちょっと力を入れると、体の右半分に電気が走り、気が遠くなる症状が出現した。二、三日に一回は右の頭をギューッと圧迫されるような頭痛が起こる。ＣＴでは左の大脳に外傷後の傷があり、てんかんのクスリで発作はなくなった。

＊二十一歳の女性Ｋさん

十歳より腹痛発作があり、脳波からてんかんと診断されていた。二、三年前から、額を中心にギューッと締めつけるような頭痛が起こるようになった。いろいろな鎮痛剤を飲んでもまったく効果がない。脳波ではてんかんに特有な波形があり、てんかんのクスリを飲んだところすっかり発作はなくなった。

＊五十七歳の女性Ｕさん

四十七歳からてんかんが発症。抗けいれん剤を服用中。十年前から頭痛の発作に見舞われるようになった。最初にピーッと頭が鳴るような感じがあり、ついで額を中心にギューッと圧迫されるような頭痛が起こる。やがてへんなにおいがし始め、冷や汗が出てくる。脳波を調べると、てんかんに特有の波形が見られた。クスリを増量し、発作は消失。

＊二十九歳女性Iさん

四年前から意識消失発作が始まった。最初は両側の側頭部、前頭部と顔の特に右側がギューッと圧迫されるような痛みが生じる。頭が痛いので横になると、すぐに右の手足にけいれんが始まり、この発作後に眠くなる。頭痛は三時間から半日続く。脳波は典型的なてんかんの脳波であり、抗けいれん剤の服用ですっかり治った。

頭痛患者全体の約五％がてんかんによる頭痛である。全身けいれん発作のあとはえてして頭全体にガンガンとする頭痛があるものだが、これとは異なる。圧迫されるような頭痛そのものが発作なのだ。したがって、抗けいれん薬を飲むとともに禁酒し、十分な睡眠をとることが肝心で、またこのようにすれば必ず治る。逆に飲酒を続けたり睡眠不足があると、この頭痛が頻発することになる。普通の鎮痛剤は効果がない。

うつ病から起こる頭痛

うつ病が頭痛の陰に隠れていることは、まれではない。患者さんが自分では自覚しないことが多いので、大変やっかいな状態ともいえる。うつ病があるかどうかは意外に簡単にわかるが、それは次のようなことをチェックすればよい。

①睡眠障害があるかどうか。不眠症、あるいはいつも眠いというのはうつ病で見られる症状。

②食欲不振があるかどうか。体重の増減が激しいかどうか。
③むしょうにイライラしたり、逆になにをする気もなくなる。
④疲れやすい。
⑤行動を起こせない。セックスをする気にもならない。

これらのいくつかが思いあたる場合は、うつ病がしのびよっているおそれがある。うつ病の症状として不安感が前面に出てくると、胃腸の不調、動悸、重い帽子をかぶったような頭痛、汗が出る、筋肉に力が入ってしまう、排尿時の不快感、あるいは過呼吸といった体の症状を覚えるようになる。

このとき、頭痛はとても頻度の高い症状の一つである。この際の頭痛は、決して激しいものではない。多くはむしろ頭重感ともいうべきで、「いつも頭の回りになにかがかぶさっている」と言うことが多い。吐き気はなく、ズキンズキンと痛むこともない。

仮面うつ病（masked depression）とは、いろいろな身体症状があり、その原因が医学的に説明できないことが、うつ病の症状として理解できるものをいう。こういう患者さんは、いわゆるうつ的な気分を示さないことが多く、一見普通の感情状態のように見える。正確な診断には専門の心理テストが必要だ。よく使われるものにＭＭＰＩというテストがある。ただ、心因あるいはうつ病から頭痛を生じている患者さんに、いきなり心因の有無を尋ねることは愚の骨頂であり、反発を買うだけである。質問には順序がある。

最初は、「それだけ毎日痛みがあっては生活が大変ですね。どうやって寝るようにしていますか。どうやってお仕事をしていますか。食事はどのようにとっていますか」など、具体的な睡眠、摂食、仕事について尋ねる。次に、「あなたがそんなに苦しんでいて、ご主人はどのように援助してくれますか。きっとそれでは一日の終わりには疲れ果ててしまいますね」と、このようにだんだんと精神的な状態について尋ねていく。ただし、痛みは正常な心理的反応であると励ましてあげる必要がある。そして、精神科医に紹介する場合であっても、内科医の懐でいつも観察していること、決して追い出すのではないことを理解してもらう必要がある。その意味で、精神科に診察を依頼したあとも一、二回は診察の予約を入れてあげると安心するものだ。

風邪のあとに起こる頭痛

二週間前に風邪をひき、鼻水が出た。四、五日前から右の目の回りがズキズキと痛み始め、だんだんひどくなった。というときは、急性副鼻腔炎《きゅうせいふくびくうえん》を考えないといけない。鼻の奥には副鼻腔という空間があり、ここで湿り気や温度があたかもクッションのように吸った息に与えられる。空気の通り道(鼻腔)とは小さな入り口で通じ合っているので、副鼻腔に炎症を起こすとしばしばこの入り口がふさがり、中の鼻汁が外に出られなくなる。こうなると副鼻腔の圧が高まり、ズキズキと中から膨らむような痛みを起こす。これが急性副鼻腔炎だ。

副鼻腔は額の後ろにある前額洞《ぜんがくどう》、上あごの後ろにある上顎洞が主だが、前額洞に副鼻腔炎を起こすと、眼の回り、特に眉のあたりにズキズキとする痛みが起こる。上顎洞に副鼻腔炎が起こると、眼の下がズキズキと痛み始める。

この痛みはほうっておいて自然に治ることは少なく、日を追ってひどくなる。右あるいは左に限局していることが特徴だ。ときには鼻がのどの奥に垂れ込むことを訴えることもある。

知っていれば診断は容易だが、意外に誤診されることが多い。進行すると痛みのあるほうの眼が充血したり、皮膚も充血で赤くなってくる。ひどい例では眼窩内に炎症が進み、眼が突出したり、視力が衰えたりすることもあるので大変である。

額を指でたたいたり上あごの上をたたくと、ズキーンとひどく痛むので診断ができる。普通のレントゲンでは副鼻腔は黒っぽく写るのだが、膿がたまるので白っぽくなり、左右を見比べると診断ができる。正確な診断はＸ線ＣＴによる。

治療には耳鼻科的な処置が必要である。つまった入り口を開き、排膿するだけで痛みがうそのように軽くなる。内科的には抗生物質と消炎薬を使う。きちんとした治療をすれば、数日以内にすっかりよくなる。

風邪のあとに起こる頭痛で、怖いものもある。それは髄膜炎だ。普通は、風邪の症状が始まってからいったん軽快することが多い。さらに四、五日して、頭全体がガンガンと痛み始める。発熱をともなうが、熱は三七度台の微熱から三八度台の中等度の発熱のことが多い。この頭痛は激烈で、今までの人生で経験のないほどのものである。全身倦怠感もあり、食欲も落ちて、すっかりやつれてしまう。頭痛のほかに、項部硬直《こうぶこうちょく》といって、首の筋肉が硬くなる。お金を落として拾おうとして下を見るが、首が張ってしまい、下を見ることが難しい。

髄膜炎は、必ず入院して治療をしなければならない。ウイルス性の髄膜炎では治療によって一、二週間で症状がなくなるが、入院しないで自然経過に任せていると、一、二カ月たっても強い頭痛が残ることがしばしばある。化膿性髄膜炎など、より怖い髄膜炎については髄膜炎のページをご覧いただきたい。

怖い頭痛をどこで見分ける？

怖い頭痛には、どんなものがあるのだろうか？　見逃すと命取りになるものとして、まずクモ膜下出血がある。治療が遅れると後遺症を残しやすいものとしては、髄膜炎や脳炎があげられよう。ゆっくりと頭痛が始まるが、見逃してはならないものに脳腫瘍がある。では、こういった怖い頭痛はどこが違うのだろうか？

まず言えることは、怖い頭痛は今までに経験したことのないような頭痛だということだ。緊張型頭痛、血管性頭痛、てんかん性頭痛などは、何度も何度も繰り返し起こり、一回や二回誤診されたり見逃されてもどうということはない。いずれは専門医のもとで正確な診断が得られるだろう。そして的確な治療が受けられるようになるに違いない。

ところが、怖い頭痛は一発勝負なのだ。医者が専門医であるにせよないにせよ、もし誤診されたら大変なことになる。そういう頭痛なのだ。医者は、頭痛患者があふれ返ってつくづくいやになったときであっても、「こんな頭痛は今までに経験したことがありません」と言われたらピクッと耳をそば立て、いすに座り直さなければいけない。その患者さんが、息苦しくなる、食欲がない、動悸がする、手がしびれるなどの一見不定愁訴を訴えるときが特に危ない。

なぜなら誤診は、医者が「ひょっとしたら心身症かもしれない」と思った瞬間にもっとも多く忍び寄るものだからだ。

第二に重要なことは、その頭痛がときとともに悪化している場合である。脳腫瘍はいつとはなしに頭痛が忍び寄り、日を追って徐々に悪化する。ちょうどラベルの音楽のように。この頭痛は一日の中での変動はあるものの、先週よりは今週、昨日よりは今日といったぐあいに着実に悪化していく。そのような頭痛があったら、これは大変だ、きっとなにかあるに違いないと思うべきである。

第三に重要なことは、重症感である。つまり、患者さんが疲れきって重症のように見えるという感じだ。これは医者としての経験を積まないとなかなか得られるものではないが、かといってこの重症感に鈍い医者は、いくら誤診をしても成長しない。そういう意味で、外来診療は真剣勝負の場だということをときどき思い起こしてもらいたい。試験管を振り間違えてもへんなデータが出るだけだが、検査の手順を誤ると患者さんの生命に影響が出るのだ。

逆に患者さんは、医者にかかってもちっともよくならない、あるいは悪くなる一方だという場合は積極的に医者を替えなければいけない。こんなときに医者の感情を考えて遠慮してはいけない。どんな医者でも、専門分野と専門でない分野があるものなのである。

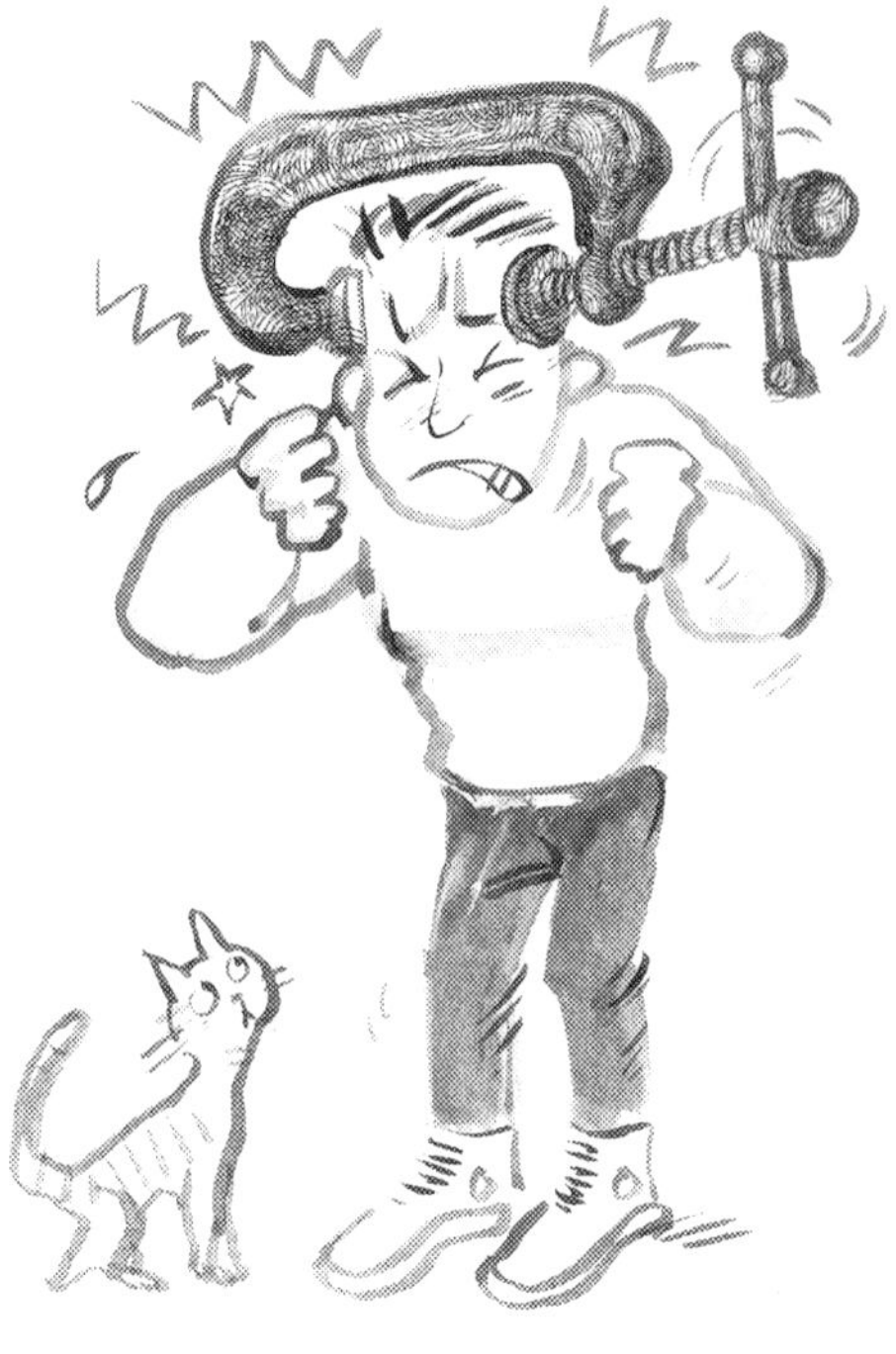

脳卒中

脳の組織が破壊される恐ろしい病気

ある日突然言葉がしゃべれなくなる、あるいは、突然動かそうとしても右半身がびくともしなくなる。

脳卒中は突然襲ってくる恐ろしい病気だ。実際あった例を見てみよう。

＊五十六歳の男性Ｔさん（脳梗塞《のうこうそく》のうちの脳血栓症《のうけっせんしょう》）

広告店勤務。最近仕事がとても忙しくなり、たばこの量も増え気味だった。毎年の検診で高血圧を指摘されていたが、特に治療は受けていない。

五月の株主総会が終わったある日、朝起きようとすると左の手足が重く、動かしづらいことに気づいた。寝違えたかと思い、会社に電話して昼過ぎまで寝ていた。午後になって起きようとするが、今度は左の手足がまったく動かなくなっていた。救急車で病院へ。

血圧は二〇〇／一一〇。神経内科の検査を受け、ＣＴスキャンを調べると、出血ではなかった。

診断は脳血栓症。ただちに脳梗塞の治療を開始した。翌日再度ＣＴ検査を行うと、脳の右側に大きな丸い梗塞が黒く映し出されていた。点滴により、運動麻痺はどんどんと回復。一週間してリハビリを開始。二週後には歩行訓練も始め、二カ月後に歩いて自宅に退院した。今では禁煙をしっかりと守り、血圧のクスリをきちんと服用している。その後一年になるが、再発は起きていない。

＊六十七歳の女性Cさん（脳梗塞のうちの脳塞栓症《のうそくせんしょう》）

不整脈の指摘を受けていたが、内科の先生からは治療の必要はないと言われていた。お昼ご飯の準備に春巻きを巻きながら家人と話していたところ、突然黙りこくった。家人が見ると、春巻きを巻き続けているが、うまく巻けず、まな板の上はむちゃくちゃなありさまである。横に寝かせたところ、右手がうまく動かないことに気づいた。しばらくしても回復しないので、救急車で病院へ。

救急室で心電図を撮ると、心房細動、別名絶対性不整脈が見られた。脳のCTでは、脳の左側がうっすらと黒くなり、全体がはれているように見えた。診断は脳塞栓症。

ただちにむくみをとるクスリを開始。意識はどんどんと遠くなり、入院五日目には昏睡状態。CTでは、脳の左側がはれあがり、中心を越えて右側にまで黒ずんだ左の脳が広がっている。一部に出血を思わせる白い斑点も見られる。この五日目を最悪の状態として、その後は薄皮をはぐように回復していった。二カ月後には意識ももとに戻ったが、右半身は完全な麻痺のままだった。リハビリテーションを目的に、専門の病院に転院した。

＊六十歳の男性Wさん（脳出血のうちの脳内出血）

普段から血圧が高かったが、仕事の忙しさにかまけて通院は不規則だった。

夜の宴会に出て酒を飲んでいたところ、突然ばったりと倒れ、食べ物を吐き、ガーガーといびきをかき始めた。顔は真っ赤である。

救急車で病院へ。血圧は二二〇／一四〇。脳のCTを撮ると、中心部に真っ白の影があり、脳出血と診断された。血圧を下げる点滴や脳のむくみをとる点滴が行われたが、意識は回復せず、やがて脳死状態になった。

＊四十歳の男性Lさん（脳出血のうちのクモ膜下出血）

普段からなんの病気も知らず、美しい奥さんと二人でゴルフ場で練習をしていた。

突然、頭が痛いと叫んでうずくまった。奥さんがかけつけると、顔色がみるみる悪くなっていく。救急車で病院に着いたときにはすでに呼吸が浅くなっていた。脳のCTを撮ると、表面を真っ白い血液が覆っており、クモ膜下出血と診断された。まもなく呼吸、心臓停止となり、手術は不可能のまま亡くなられた。

脳卒中にはこのようにいろいろな病態が含まれるが、共通した特徴は、①突然発症すること、②回復は徐々に起こること、である。また、いったん脳卒中になると、神経細胞が死んでしまうので回復がとても困難である。

なによりも脳卒中の危険性を予見し、発作を予防することが大切であり、現在ではそれが可能になっている。自分の家系、親戚に脳卒中の人がいる場合は、特に注意して予防策を講じなければいけない。次の項からその方法を勉強していこう。

毎年増えつつある脳卒中

脳卒中による死亡率はガン、心臓病についで三位であるが、年々減少の傾向にある。しかし、これは脳卒中が減っているという意味ではない。厚生省が発表した傷病別の受療率、つまり有病率の統計を見ると、入院患者では脳血管障害が第二位であり、しかも年々急増しているのだ。さらに、脳卒中の五年生存率は脳卒中全体では三六～五六％。脳梗塞では四〇～六〇％にすぎない。つまり、脳卒中になるとすぐにそれで死ぬわけではないが、長く入院することになり、ひいては肺炎や心筋梗塞、その他の病気で五年以内に亡くなることが多いのだ。外来患者においても、受療率は高血圧、外傷、心臓病についで四位であり、これも年々増加の一途をたどっている。

脳卒中自体による死亡率が減少している理由の一つは、高血圧のコントロールが十分に行われるようになった結果、致命的な脳出血が減少していることが大きい。たとえば、一九四九年には脳梗塞と脳出血の割合はほぼ同程度であった（冲中重雄『脳の血管性障害』一九五五年による）。これに対して、最近では脳梗塞のうちの脳血栓症が五七％、脳塞栓症が一六％、脳出血のうちの脳内出血が四％、クモ膜下出血が一〇％、一過性脳虚血発作が一〇％と、脳出血の頻度が圧倒的に少なくなってきたことがわかる（一九八二年）。この傾向は近年ますます強まっている。

日本国内の分布はどうだろうか。一九六〇年ころは死亡率においても脳卒中が圧倒的に一位であり、人口一〇万人に対して一年間の死亡数は一八〇人に近かった。このころの国内の分布を見ると、死亡率の高い地域は東北地方に偏在しており、一方で北海道、中国、四国、九州では少なかった。これは、塩漬けのたくあんなど塩辛い食事が原因となって起こる高血圧が理由の一つであり、各県の衛生管理が問題とされた時代でもあった。その後食事の内容が改善され、また国民皆保険が行き届くとともに血圧のコントロールも十分に行われるようになり、脳出血が少なくなって脳卒中による死亡が減少したことは前に述べたとおりである。しかしながら、一九九〇年ころの地域格差を見ると、やはりあいも変わらず東北六県と栃木、群馬、長野などが脳卒中高頻度県であることに変化はない。

国際的にはどうだろうか。一九八七年の日本の脳卒中による訂正死亡率（各国の人口の性、年令を同じように標準化した）は、一〇万人に対して男性七二・二、女性五一・三である。日本よりも脳卒中の多い国は、男性に関しては、オーストリア（七九・四）とイタリア（七八・三）であり、女性に関してはオーストリア（六四・三）、イタリア（五九・一）、イギリス（五二・〇）があげられる。ちなみに、フランスは男性五六・一、女性三七・七と、オランダやスウェーデンについで低い。イタリアが世界最高であるところをみると、ワインとオリーブ油が動脈硬化によいという俗説もあてにはならないようだ。

医療統計のウソ

だいぶ前になるが、多発性硬化症の国内分布という報告を見たことがある。それによると、東京、福岡、新潟に異常に多発していた。そのまま信じれば、この三カ所に重大な発病要因があることになる。事実はその三カ所にしか神経内科の施設がまだなかったのだ。

これほど自明であればだれでも気づくだろうが、意外に気づかれていないでいるバイアスも多い。たとえば患者の男女比、年齢構成の違いである。大学から市中病院に出ると気づくことだが、大学病院には若い女性はよほどのことがない限り行かないものである。また、外来が予約制かどうかでも大きく変動してくる。新患は二週間後に予約ということになると、それまで待てる患者が増えるのは当然のことで、したがって神経症の患者が次から次へと現れる日があったりする。逆に脳血管障害の数は激減する。

これがなにに目だって現れるかというと、頭痛の統計である。緊張型頭痛は、ほとんどの諸外国の大きな統計では女性に多い。ところが、日本の（大学の）統計では男女の有意差がないとか、むしろ男性が多いなどといった報告まで見られたりする。中にはこの差をとらえて日本の患者の特異性にまで筆を進める人もいる。真実は、日本の大学病院の特異性なのである。

脳卒中にはどんなものがあるか？

脳の神経細胞は、一分一秒も休むことなく、血液から酸素とグルコース（ぶどう糖）の供給を受ける必要がある。脳の血液の供給が数秒とだえただけで神経細胞の働きが悪くなり、数分とだえると神経細胞は死んでしまい、二度と回復することはない。これが脳梗塞である。脳は二十四時間に一五〇グラムのグルコースと、七二リットルの酸素を必要としている。

高血圧によって脳の血管が破れる場合、たとえば血圧が二〇〇㎜Hg（ミリ水銀柱）だとすると、これは二・六メートルの高さに血液を噴出する圧に等しい。このような強い圧で血液が柔らかい脳の中に噴出すると、あたかも豆腐のように形が崩れてしまう。これが脳出血である。

脳卒中には、大きく分けて次のようなものがある。

①脳梗塞
　a脳血栓症
　b脳塞栓症
　c無症候性脳梗塞
②脳出血
　a脳内出血
　bクモ膜下出血
③一過性脳虚血発作

脳血栓症は、脳の動脈に動脈硬化が起こり、あたかも古くなった水道管がさびで内径が細くなって詰まるようにして動脈が閉塞するものである。

脳塞栓症は脳の外、たとえば心臓に血栓ができ、これが血液の流れに乗って脳に運ばれる。脳の血管は二分、三分と分岐を繰り返して細くなっていくので、この分岐点に血栓が詰まり、その先に血液が流れなくなる。このようにゴミが水路に詰まるものが脳塞栓だ。

高血圧のために、脳の中に入っていった細い動脈の壁が崩れ、最後に破れて血液が勢いよく脳の中に流れ込むのが脳内出血である。脳はこのために物理的に破壊される。

頭蓋内に入った太い動脈は、脳の外でリングを作って連絡している。太い血管同士がつながる部分は動脈の中膜が生まれつき丈夫にできていない人があり、血圧が上がるとここに風船のように血管のコブができる。これを動脈瘤と呼ぶ。なにかの拍子に血圧が上がるとこれが破裂し、脳の表面を血液が覆うようになる。これがクモ膜下出血である。

脳の血液の流れがとだえると、たとえば物が二重に見える、左手に力が入らないなどの神経症状が出るが、二十四時間以内に自然に治るものが一過性脳虚血発作だ。これをほうっておくと脳血栓症や脳塞栓症になる危険性が高いので、要注意である。

無症候性脳梗塞は、はっきりとした脳梗塞の発作（複視、手足の麻痺など）を自覚したことがないにもかかわらず、最新の検査機器（特にＭＲＩ）によって、脳梗塞が起きていることが明らかなものをいう。通常は小動脈が閉塞するラクナ梗塞が見られる。

脳血栓症

さびた水道管が詰まるような脳梗塞

脳血栓症は脳の動脈に動脈硬化が起こり、しだいに内腔が狭くなり、最後に詰まって神経細胞に血液が送られなくなることによって生じる脳梗塞である。その特徴をあげると、

①発病の前に、一過性脳虚血発作を認めることがある。
②安静時や睡眠中の発症が多い。
③頭痛や意識障害は普通はないし、あっても軽い。
④麻痺などの神経症状はゆっくりと進行し、たいていは数時間から二、三日で完成する。
⑤高血圧症、糖尿病、高コレステロール血症、低HDLコレステロール血症、喫煙の習慣などによる動脈硬化症が基盤としてある。
⑥診断のためにはX線CT検査が必要である。発作後早ければ数時間、遅くとも二十四時間以内にはCTの画像で黒い影（低吸収域という）を認める。
⑦脳血管造影を行うと、動脈が硬化あるいは閉塞している所見がある。
⑧二週後に再びCT検査を行うと、造影剤によって白い影が現れる（増強効果という）。

⑨ＭＲＩでは、発病後三時間ほどでT1という撮り方では黒く（低信号域という）、T2という撮り方では白い（高信号域という）影が見られる。

では、脳の血管にはなにが起きているのだろうか。

脳の動脈には、粥状硬化《じゃくじょうこうか》と、血管壊死《けっかんえし》という変化が起きる。粥状硬化は読んで字のとおり、お粥のように血管の内面がジュクジュクとしてくる。これは特に内頸《ないけい》動脈と椎骨《ついこつ》動脈という太い血管に起こりやすい。全身の動脈に起こる動脈硬化と基本的に同じで、ジュクジュクになったアテローマ（粥状斑＝血管壁が動脈硬化で変性したもの）を形成し、これと同時に血管壁に石灰化、血管壁の内部への出血、血管壁にくっついた血栓（壁在血栓という）が形成され、その結果、内腔が狭くなっていく。

このようにして、内腔が本来の七五％以上狭くなると、血流が著しく減少する。血管の内腔が血栓によっていったん閉塞すると、血栓はより末梢のほうへ成長していく。時間とともにこれは線維化し、やがて新しい血管が生じてくる。

血管壊死は直径が一五〇ミクロン以下の細い血管に起こる。中膜の細胞が障害を受け、内腔が拡張し、小さな動脈瘤を生じる。これが血栓によって詰まると小さな梗塞になる。これがラクナ梗塞である。一方で高血圧によってこの動脈瘤が破裂すると、脳内出血となる。ラクナ梗塞に際しては、なんらの神経症状も生じない場合（無症候性脳梗塞）と、めまい程度の軽い症状で終わる場合、さらに半身の感覚麻痺や運動失調とともに筋力低下を生じる場合（失調性片麻痺という）などがある。これらの違いは、梗塞が脳のどういう場所に起きたかによる。つまり、大脳の運動野から放線冠、内包を通って運動の命令が伝えられるわけだが、ここに小梗塞を生じると、運動麻痺が現れる。一方で、こういういわば脳内の新幹線ともいうべきメインルートからはずれた場所に梗塞が起こると、まったく無症状で終わってしまうこともある。

脳血栓症の治療

脳血栓症の治療は進歩が著しい。以前であれば、二カ月ほど入院してからリハビリ専門病院に移り、数カ月のリハビリで復帰するのが普通であった。最近では二週間ほどの点滴注射で麻痺が治り、歩いて自宅に退院するというのが普通になった。

従来は一カ月後の運動麻痺の改善は、中等度以上の改善に限ると、二〇％前後だった。それが、この点滴を行うと七〇％に達するのである。これをオザグレルナトリウム（商品名はカタクロット）という。カタクロットには血小板の凝集を防ぐ作用があるが、それだけではとてもこのような効果を説明できない。現在では、神経細胞を保護する働きもあるのだろうと考えられている。ただ、このクスリは発病後早ければ早いほど効果があるが、ある程度時間がたつと効果が得られにくい。

脳血栓症で恐ろしいことの一つは、脳にむくみが起こることである。腕や足がむくむ分にはたいして問題は生じないが、なにせ脳は骨の中に包まれている。むくんだ体積はどこにも逃げ場がない。

これがひどくなると脳は骨に押しつぶされることになる。頭蓋骨の出口は下にしか開いていないので、脳はしずしずと下へ押し下げられていく。このときに脳幹、特に呼吸中枢がつぶれて呼吸が止まる。そこでむくみをとるクスリがよく使われている。これをグリセオールという。脳梗塞のあと、むくみが一番ひどくなるのは三～五日目である。ここをなんとか過ぎれば助かる可能性が飛躍的に大きくなる。

脳のむくみがひどく進み、グリセオールなどのクスリでも対処が困難な場合は、頭蓋骨の一部を大きく切り開き、圧を逃がしてやるしか方法がない。圧が高いときはかなりの脳が骨から外にあふれ出てしまうが、一～二週間で少しずつもとに戻っていく。

脳血栓症によって亡くなる方の多くは、実際には肺炎が多い。脳の障害によって意識障害を生じるので、誤嚥が多くなる。同時にものを飲み込む筋肉が麻痺を起こすことも多い。これを防ぐために通常は鼻からチューブを入れて栄養をとる。呼吸が不安定な場合は気管内に管を挿入し、唾液や分泌物が気管の中に間違って入らないようにする。二週間以上挿管を必要とする場合は直接のどに穴を開け、チューブを挿入する。これを気切（気管切開）と呼ぶ。気切や挿管が容易に行えるようになって、これまで助からなかったような重症の脳梗塞でも助かる人が増えてきた。

のどに開けた穴は、管を抜くと自然にふさがり、あとにはわずかな傷が残るだけである。また、気切した間は言葉を出しにくいが、チューブを抜けば、もとどおりしゃべれるようになるので安心だ。

受動喫煙はなぜ問題か?

受動喫煙とは、非喫煙者が、たばこの煙を吸い込むことをいう。空気中には主流煙と副流煙という二種類のたばこの煙がある。主流煙は、喫煙者が吸い口から吸い込むたばこの煙のことで、喫煙者の肺を通って空気中に吐き出された煙は吐煙という。副流煙は、火をつけた紙巻きたばこや葉巻、パイプから直接空気中に出る煙のことで、これには主流煙よりも高い濃度で多くの有毒物質が含まれている。その数千種類の化学物質のうち、特にニトロソアミン類は発ガン物質として重要である。喫煙者が喫煙することは健康に害があるにせよ、本人の責任で行われることである。言うなれば他人の関知するところではないという考えもあろう。ところが、受動喫煙は重大な環境汚染そのものであって、被害をこうむるのはなんの罪もない非喫煙者であることが問題なのだ。たとえば、煙に満ちた部屋に一時間いると、一人の非喫煙者はフィルター付き紙巻きたばこ一五本の喫煙に相当するニトロソアミンを吸入することになる。

受動喫煙が引き起こすことが確実な疾患は一三種類あり、可能性が疑われているものは六種類ある（表2）。

受動喫煙によって、一〇万人のうち何人が死亡するかを試算したデータによると、心筋梗塞一〇

表２．　受動喫煙がもたらす健康影響（Cal-EPA，1997）

	確実なもの	可能性のあるもの
発育障害	低体重出生、未熟児、乳幼児突然死症候群	自然流産、認識／行動障害
呼吸器疾患	急性下気道感染症、気管支喘息の悪化、嚢胞線維症悪化、呼吸機能低下	
癌	肺ガン、副鼻腔ガン	子宮頚ガン
心臓病	心臓病死、冠動脈疾患罹患率増加	
脳血管障害	脳血栓症	

〇〇～三〇〇〇人、肺ガン七〇〇〇人、乳幼児突然死症候群一〇〇人とされている。環境汚染物質の中で、一〇万人あたりの死亡者が一〇〇〇人を越えるものは受動喫煙のほかには存在しない。

きれいな空気を吸うことは、すべての人に与えられた権利である。

＊五十一歳の主婦Sさん

四十五歳より高血圧あり、服薬にてコントロール中。

三日前に台所で炊事中、突然右手指のしびれ感、脱力が生じ、同時に左眼球に激痛あり。臥床して安静にしたところ、まもなく症状は消失。

二日前、近医を受診し、血圧一七〇／一一〇で、降圧剤を処方された。

一日前、臥床中右手全体にしびれと脱力が広がったが、十分ほどで軽快。当日右手のしびれが再び生じ、救急入院。

右上下肢の運動ならびに感覚麻痺あり、血管造影では左の内頸動脈サイフォン部に九〇％以上の狭窄を見た。約一週間で麻痺はほぼ完全に消失したが、病棟の面会室でたばこの煙を吸ったところ、再び右上肢の運動麻痺を生じた。これは一週間で軽快したが、さらに一週間後に漂ってきたたばこの煙を吸ったところ、再び右半身に強い麻痺を生じた。診断は脳血栓症。

脳塞栓症

心臓病から起こる脳塞栓症

＊六十歳の男性Ａさん

会社の社長として非常に多忙な日々を送っていた。健康に不安を感じたことはなかったが、時折動悸を感じたので調べたところ、発作性心房細動《ほっさせいしんぼうさいどう》とのことだった。特に治療も必要ないと言われ、放置していた。

ある朝、家人と話をしながら食事をしていたところ、突然黙ったかと思うと、体が右に傾き、右手がだらんと垂れ下がった。意識はあったが、これは大変だと思い、救急車ですぐに来院した。心電図は心房細動があり、左の大脳半球に広く梗塞を生じていた。

三日後には昏睡状態になり、呼吸も乱れたがなんとか持ちこたえた。少しずつ軽快し、二週後からリハビリを開始、三カ月後には車いすで退院したが、重症の失語症が残った。

脳塞栓は、このように晴天のへきれきのように発症することが多い。たいていは、何時何分に起こったと言えるほどだ。心臓や頸部の動脈に血栓ができ、それがはがれて流れていく。脳の血管は二また、三またに分かれて細くなっていくので、血栓はやがて血管の分岐点に詰まってしまう。そのために、突然発症するのである。

やがて詰まった血栓は自然に溶けて流れてしまう。このまま治ればよいのだが、そうはいかないことが多い。つまり、血栓が詰まって（これを塞栓という）脳の組織が死んだところに、勢いよく血液が流れ込んでくる。そうすると、もろくなった血管が破れて出血を起こしたり、回りに重大なむくみ（浮腫《ふしゅ》）を生じ、脳の体積が膨張してくる。脳は骨に囲まれているので、脳が骨に押しつぶされるようになる。この結果、呼吸中枢が押しつぶされると、呼吸が止まる。そこまでに至らなくても、強い麻痺を起こしたり、てんかん発作を後遺症として残すことも多い。

脳塞栓の特徴をまとめてみよう。

①急激な発作の出現。数分以内に麻痺などの神経症状が完成する。
②全身けいれんや局所のけいれんで始まる脳梗塞は塞栓のことが多い。
③強い意識障害が長びく梗塞は、脳塞栓である。
④心電図で心房細動や心筋梗塞の所見を見る。
⑤レントゲンＣＴでは、梗塞を示す黒い影と、出血を示す白い影が同居している。

⑥ごく軽い脳塞栓では、血栓がすぐに溶けて流れ、数時間以内に症状が消失する、一過性脳虚血発作ですむこともある。

脳塞栓症の治療

脳塞栓症の原因は、前にもあげたように、心臓の中にできた血栓あるいは首の動脈の分岐部にできた血栓が流れてきて、脳の動脈の分岐部に詰まることによる。心臓の病気としては心房細動、SSS（洞不全症候群）、心筋梗塞などが多い。首は総頸動脈から内頸動脈と外頸動脈に分岐する部分（ちょうど耳の下で、あごが張り出した高さ）に動脈硬化でできた粥のような血栓が生じ、脳へ流れていく。このうちでも、日本人には心房細動からの脳塞栓が圧倒的に多い。

心房細動を放置すると、一年に五％の割合で脳梗塞を起こすとされている。つまり、十年たつと、半数が脳梗塞を経験することになる。また、脳塞栓症は脳血栓症よりも重症になりやすい。というのは、脳血栓で詰まる血管は中大脳動脈などから多数がヒゲのように分岐した細い血管のことが多く、これでは大きな梗塞にはならない。症状も早く改善する。

これに比べて脳塞栓で詰まる血管は、中大脳動脈の三分岐地点などとても重要かつ太い部分のことが多い。こういう部分が詰まると、広範な脳梗塞を起こし、症状も重篤になる。そればかりではない。脳血栓症では血管が詰まったままとなり、いわば脳がミイラ化する。脳塞栓症では詰まった血栓はいずれ溶け出し、再び血液が勢いよく流れ込んでくる。重篤な場合はここに出血をするし、そうでないまでも水分がどんどん供給されるので、強烈なむくみが起こる。その結果、脳浮腫から の脳ヘルニアを起こしやすい。

脳塞栓症の予防治療には、アスピリン、チクロピジンといった普通の脳梗塞のクスリは効かない。唯一有効なのはワーファリンである。

血液が凝固するためにはビタミンKが必要である。ビタミンKが足りないと、血栓ができなくなる。ワーファリンはこのビタミンKを押さえることによって、血栓をできにくくし、病気を予防するものだ。したがって、ワーファリンを飲んでいるときにはビタミンKをとってはいけない。ではどういう食物にビタミンKが含まれるだろうか？

まず納豆だ。納豆はおそらくビタミンKがもっとも濃厚に含まれる食品だろう。そのほかの豆腐類も安心してはいけない。食事で豆腐を食べると、腸を通過するうちに発酵し、ビタミンKが作られてしまう。そのほか、ほうれん草やトマト、栄養食品のクロレラなどに多い。

ワーファリンを飲み始めると、毎月血液検査をする必要がある。強く効きすぎると鼻血や痔の出血が多くなり、効かないと血栓ができてしまう。この目安としては、トロンボテストというものがある。通常は一〇ないし二〇％に入っていれば安心だ。また同様な検査で、PT—INRというものがあり、これでは二・三から三・〇に入っていることが必要である。

高血圧で起こる脳出血（脳内出血）

長いあいだ高血圧が続くと、細い動脈の壁がグズグズになっていき、やがて膨れて小さな動脈のコブができる。さらに急激な血圧の上昇があると、これが破れ、血液は大変な勢いで脳の中に飛び出していく。脳は柔らかいので、物理的に破壊される。これが脳内出血である。脳出血が起きたときの血圧は二二〇㎜Hg（ミリ水銀柱）、つまり水を三メートルの高さまで噴出させる圧がかかっていることが多い。急な血圧の上昇は、日中の活動時、精神的な興奮時に起こることが多いので、実際に脳出血はなんらかの活動時に発症する。

出血にともない、しばしば強い頭痛を覚え、あるいはまもなく昏睡におちいる。片麻痺などの神経症状はあれよあれよという間に進行し、たいていは数時間以内に完成する。さらに症状が進むものは大出血となり、生命が危険である。診断にはＣＴ検査が大切で、発症の初期から脳内の出血を白い影として見ることができる。

脳出血の好発部位が四カ所ある（図５）。もっとも多いのが被殻出血（四四％）といって、大脳の中心よりも側頭葉に近い被殻という部位からの出血である。ここが出血すると運動神経が密に走る内《ない》包《ほう》という場所が障害を受け、出血の反対側の強い片麻痺を起こす。発症は突然であり、出血の大きさによって意識障害が見られる。両眼は出血した側に寄る（両眼が病巣をにらむ原則）。このタイプの

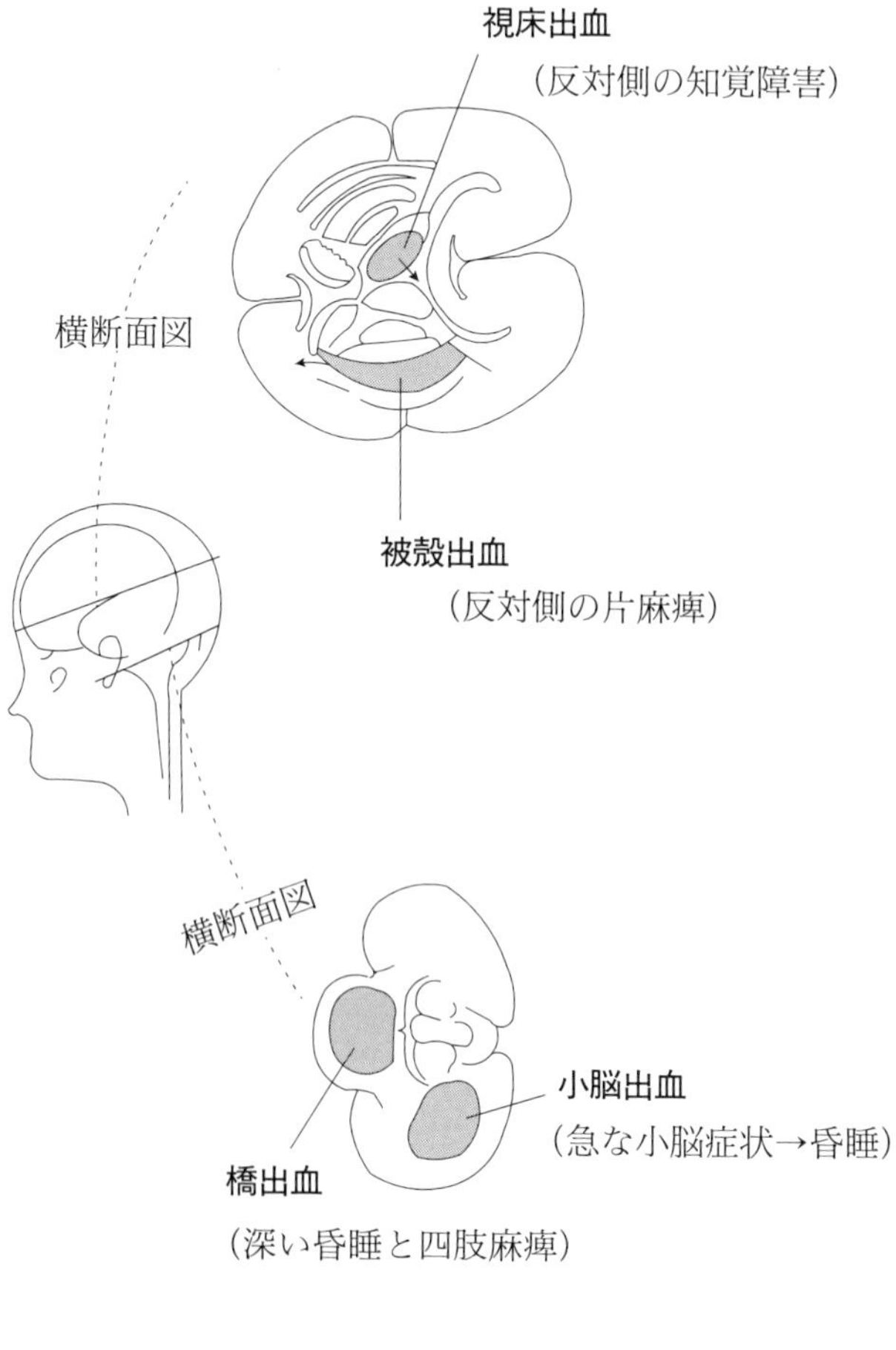

図5.　脳内出血の好発部位

片麻痺はなかなか改善が難しく、悲惨である。

次いで多いのが、視床出血（一三％）といって、脳の中心に近い感覚情報が集まる視床という場所に起こる。この場合は、出血の反対側の半身の感覚が麻痺する。しばしば三カ月ほどたってから、感覚が戻るとともに逆にジンジンとした言うに言われないいやな痛みが出てくる。これを視床痛といって、鎮痛剤が効かないやっかいな痛みである。

三番目に多いのが、脳幹の橋という場所に起こる出血（九％）である。発症後強い頭痛を感じるが、ただちに重い昏睡状態になり、けいれんを起こす。呼吸が不規則になり、そのまま永眠することも多い。

四番目に多いのが小脳の出血（九％）である。頭痛、はきけ、めまいを起こす。両眼は出血と反対側に向き、目が左右に細かく揺れる。昏睡状態になることも多く、外科的に血腫を取り除かないと生命が危険となる。

このように怖い脳内出血だが、予防法はある。まず、高血圧の治療だ。血圧が低い人には脳出血は起こらない。高いときでも最大血圧を一六〇以下、最小血圧は九五以下にコントロールすること。意外なことに、大成功したときに血圧が上がることが知られている。ゴルフでいちばん危ないのがロングパットが入った瞬間だ。冬は帽子をかぶり、マフラーを忘れないこと。大酒家に脳出血が多い。血圧が高い場合は酒を控えめにしよう。

先天性の動脈瘤とクモ膜下出血

「先生、あの人の精子をとって、人工授精はできないでしょうか？」と、すがるように頼まれたことがある。

患者さんは三十九歳の男性。仲むつまじい二人だったが、まだ入籍はしていなかった。仲よくテニスをしているうち、突然男性が頭を抱えて倒れた。激しい頭痛を訴えたので救急車を頼んだが、病院に来る途中で心臓も呼吸も停止してしまった。気管内に管を入れ、人工呼吸を始め、心臓の拍動がどうやらこうやら戻ってほっと落ち着いた空気が流れたときだった。CTでは脳の表面が真っ白に覆われ、クモ膜下出血ということは一目瞭然だった。脳波はまったく平坦となり、瞳孔は散瞳。脳死状態だった。奥さんの気持ちはひしひしと理解できたが、それは倫理的にも医学的にも難しいことだった。

脳卒中の発病から一時間以内に呼吸が止まるものは、まずクモ膜下出血をおいてはほかにない。また、若い働き盛りの人が、前ぶれもなく突然倒れるので、いっそう悲劇的である。

クモ膜下出血の症状を整理してみよう。

①突然激しい、頭全体を万力で締めつけるような頭痛が出現し、この頭痛は安静や臥床などにかかわらず、ほとんど同じ強さで続く。吐きけや嘔吐をともなう。

②首がかちかちに硬くなる。
③片麻痺や感覚鈍麻などの症状を見ることは、かえってまれである。
④重症ではただちに昏睡から呼吸が止まる。
⑤X線CTでは、脳の表面に出血を意味する白い影が一面に覆う。
⑥髄液を調べると、まっかに出血している。
⑦脳の血管造影では動脈のコブを認める。
では、クモ膜下出血は予防できないのだろうか？

両親、あるいはその両親にクモ膜下出血があった場合は、二、三年に一度脳ドック検査をするほうがよい。最近はMRAといって、脳の血管だけをMRIを使って写し出すことができるようになった。若い人に動脈のコブが見つかった場合は、手術によって治療すべきである。高齢者に動脈のコブが見つかったときは、難しいこともある。コブが見つかったとして、それをほうっておいた場合、毎年一％の確率でクモ膜下出血が起こるとされているからだ。つまり、七十歳の人に見つかったとき、余命が十年ほどの場合、かえって手術のほうが危険かもしれない。予防法は、血圧を上げないこと。過労死でクモ膜下出血で死ぬことが多いのは、過労、睡眠不足によって大変な高血圧を生じることがあり、これが直接の引き金になるからだ。これに深酒が加わると、もっといけない。体に優しい環境を心がけよう。

脳卒中の検査――過去、現在、未来を知る

脳卒中の検査では、①過去のできごとを知る検査、②現在の血液の流れを知る検査、③将来を予測する検査、の三つが大切だ。

過去のできごとを知る検査には、X線CTとMRIがある。X線CTは一九七五年ごろから使われ始めた検査法だ。当時日本で最初に導入した機械で、K先生が六カ所に転移性脳腫瘍が散在した像を見せてくれた衝撃をいまだに忘れない。それまでは一つの病変が起こす神経症状を頼りに診断を進めるしか、方法がなかったからだ。CTの画像は年々改良を加えられ、現在に至っている。CTでは、白い像を高吸収域、黒い像を低吸収域と呼ぶ。脳梗塞では発症から半日ほどでだんだん低吸収域が明らかになり、翌日には誰が見ても黒い影として現れる。一方、脳出血では発症と同時に出血が白い像（高吸収域）として現れる。脳出血と脳梗塞の治療は天と地ほど違うので、発病の最初からどちらかを診断できるのは大きい。

CTよりもさらに精密な画像で撮影できるのがMRIだ。これは超伝導の磁石を使い、X線は使用しない。MRIだと脳梗塞が三時間ほどで診断できる。さらに早期に診断できるのがパーフュージョンMRI（拡散MRI）だ。技術の進歩はとどまるところを知らない。MRIの欠点は、機械自体が数億円と高価なことと、したがってたいていの大病院では一台しか購入できず、検査が混み、

検査まで一～二週間ないし一～二カ月待たされることだ。このため、急性期の診断はＣＴで行い、しばらくしてから病変の広がりをＭＲＩで正確に調べることが多い。

現在の血流を調べる検査にはＳＰＥＣＴ（脳血流シンチグラム）がある。これはスペクトと呼ぶが、single photon emission computerized tomography の略称だ。レントゲンを照射する代わりにヨード123などの核種を注射し、カメラで撮影する。被曝量は胸の写真一枚程度なので、問題にならない。正常の血流が保たれている場所は赤ないし黄色の画像で現れる。血流が低下すると、青から緑になり、さらにまったく血流が途絶すると、白く抜けてしまう。脳梗塞では梗塞の場所が青くなる。ところがおもしろいことに、二週間もすると、正常よりもかえって血流が増えて見えることがある。これを「ぜいたくな灌流」と呼ぶ。血栓の場所に新しい血管ができ、血流が増加する現象である。麻痺はしかし、必ずしも回復しない。

将来の予測に役立つのがＭＲＡ（ＭＲ血管造影）だ。これはＭＲＩの機械を使って、脳の血管を写し出す検査である。以前は入院して首や大腿部から太いカテーテルを入れ、血管を撮影していた。これはそれなりに危険性もあり、苦痛もあった。ＭＲＡはただ横になって寝ているだけで撮影できてしまう。動脈に硬化が起きると壁が不整になり、ときには潰瘍ができたり、狭窄《きょうさく》といって、大部分詰まりかける像も見られるようになる。狭窄が強ければ、放置すると将来の再梗塞は必至だ。この危険性に応じた適切な治療を続けることで、有意義な生活を送ることができる。

脳卒中は予測できる

脳卒中の卒中という言葉は「とつぜん、あたる」ことを意味する。昔はなぜ脳卒中になるかもよくわかっていなかったし、それまで一見健康そうな一家の大黒柱が突然半身不随になるのを、手をこまねいて見ているしかなかった。

現在ではもはやそうではない。脳卒中がなぜ起こるかはよくわかっているし、危険性を予測することもできる。

まず脳血栓症を考えてみよう。これは動脈硬化の最終的な状態なので、動脈硬化を起こす要因を考える必要がある。これを危険因子という。これには次のようなものがあげられる。

①年齢、②高血圧、③総コレステロール／ＨＤＬコレステロール比、④血糖値、⑤喫煙、の五つである。

年齢が上になるほど、それだけで動脈硬化が進行し、脳梗塞を起こしやすくなる。血圧はもっとも重要な因子である。特に一六〇／九五を越えるものを高血圧と呼び、さらに二〇〇／一一〇を越える血圧は非常に危険である。

コレステロールは、悪玉と善玉の比が問題だ。コレステロールは脂なので、水には溶けない。必ずタンパクと結合して水（血液）に溶けている。ＨＤＬというタンパクは血管を流れるうち、動脈の壁のコレステロールと結びつき、ＨＤＬ―コレステロール（善玉コレステロール）となる。これは肝臓に行ってコレステロールを離し、処理する。したがってＨＤＬが多いと血管の動脈硬化が改善する。一方で、ＬＤＬ―コレステロールは動脈の壁にコレステロールを置いてくる。そして動脈硬化が進行することになる。総コレステロールをＨＤＬコレステロールで割った値を動脈硬化指数というが、これが六を越えると危険である。

糖尿病は尿に糖が出るから糖尿病と診断するのではない。現在は血液中の糖の濃度を容易に測定できる。食事前の血糖値が一四〇㎎／dℓを越えるか、食事あるいはブドウ糖七五グラムを飲んで二時間後の血糖値が二〇〇㎎／dℓを越えるものを糖尿病という。正常では食前は一一〇㎎／dℓ以下であるし、食後二時間後は一四〇㎎／dℓ以下でなければならない。正常と糖尿病のあいだを耐糖能異常と呼び、これも動脈硬化を悪化させる危険因子になる。

喫煙はいろいろな意味で動脈硬化の危険因子である。喫煙をすると善玉コレステロールが少なくなり、悪玉が増える。一酸化炭素を吸うので、ヘモグロビンが機能しなくなり、どんどんヘモグロビンが増産され、赤血球が増える。この結果、血液がどろどろしてくる。たばこを吸うと血管が収縮する。血圧が上昇する。そして血管が閉塞する。

ただし、これら一つだけがあるからといって必ずしも恐れる必要はない。重要なことはすべての危険因子の総和としての危険性である。図６はこれらを総合した危険指数を示している。点数が六総コレステロールとHDLコレステロールの比(C)、高血圧指数（H)、糖尿病指数（D)、喫煙指数（S）を以下の数式で計算することで脳硬塞（脳血栓）の発病予測が可能になりました。

危険予測指数＝(C)＋(H)＋(D)＋(S)

総数が6を超えたら要注意。8以上は非常に危険な状態にあるといえるでしょう。

脳梗塞（脳血栓）の危険予測指数

C〔コレステロール指数〕	$=\dfrac{\text{総コレステロール}}{\text{HDLコレステロール}}$	⇨
H〔高血圧指数〕	最大血圧/最小血圧 ＝160以上又は 95以上 ＝200以上又は110以上	 ⇨ 1点 ⇨ 2点
D〔糖尿病指数〕	空腹時血糖値　75gブドウ糖負荷試験の食後2時間血糖値 ＝110以上　又は　140以上 ＝140以上　又は　200以上	 ⇨ 1点 ⇨ 2点
S〔喫煙指数〕	＝習慣的喫煙者	⇨ 1点

加算総計→　　点

たとえば、総コレステロールが250、HDLコレステロールが50、血圧が164/90、血糖は正常、タバコを吸う人の場合を計算すると、5+1+0=1=7となりますから要注意、つまり脳梗塞の危険がさしせまっていることになります。

図6.　脳梗塞（脳血栓）の発病は予測できる

を越えると脳血栓症の危険が大きくなり、八を越えると非常に危険だ。

このほか、夏の終わりと冬冷え込んだときに脳卒中が多発することが知られている。夏は暑いと汗をかく。夏の終わりになると特に高齢者は脱水症になりやすい。血液が濃くなるとネバネバしてくるので、細くなった血管に詰まりやすくなる。

冬は特に冷え込んだあと、一、二日して脳卒中が多発する。これは急に寒くなるので血管が収縮し、血圧が上がり、その結果脳梗塞や脳出血が起こるからだ。暑さと寒さにご用心。

脳卒中再発の予防

敵を知り己を知らば百戦危うからず。再発を予防するためにはまず自分がどれだけ危険な状況にあるかを知らねばならない。

脳血栓症について考えてみよう。前出の脳血栓症の危険指数を計算し、点数が六を越えている場合は、まずその治療が緊急の課題である。つまり、高血圧があれば一六〇／九五以下になるようにクスリを服用する。コレステロール指数が高ければ、高脂血症のクスリを服用し、コレステロール指数を六以下にする。この際、野菜をたくさん食べ、散歩などの運動を盛んに、また甘いものはなるべく控える。喫煙をしていたのならまず最初に禁煙である。これはいやもおうもない。脳梗塞から回復後に喫煙を再開すると、高頻度に脳梗塞の再発が起こることが証明されている。これは他人の煙をむりやり吸わせられる、いわゆる受動喫煙であっても同じ危険性がある。

血糖値が高ければ、まず体重をコントロールすること。表3は理想的な体重を示す。これでも血糖値が高い場合は、一日のカロリーを一六〇〇カロリーに制限する。それでも血糖値が食前一四〇、食後二時間で二〇〇を越える場合は、糖尿病のクスリを開始する必要がある。このようにして危険因子（リスクファクター）を改善し、動脈硬化そのものの治療を開始することが第一の戦略である。

次に、実際の動脈硬化がどこまで進展しているかを知る必要がある。つまり、血管が詰まりかかっているところの有無を知りたい。このためには前出のＭＲＡ（ＭＲＩによる脳血管造影）が役に立つ。以前よく行っていた脳血管造影はそれなりに危険性があり、現在では検査の対象がかなり限られてきている。ＭＲＡであれば外来で簡単に検査ができるし、これによって狭窄部位を見いだして、将来どの程度の再発が起こりうるかを推測することができる。これをおぎなう、つまり動脈硬化の進展がどこまでおよんでいるかを知る方法として、このほかに心電図の異常、頸動脈の雑音、眼底の動脈硬化所見などが大切だ。これらが第二の戦略である。

次に、かなりの危険性があることがわかった場合、脳血栓症を予防するクスリが現在は使えるようになっている。血小板凝集抑制薬という一群のクスリだ。昔はよくアスピリンをこの目的に使っていたが、多数例の検討で、あまり効果がないことが明らかになっている。それどころか、日本人では特に胃潰瘍を作りやすい。

表 3.　身長男女別の理想的体重（明治生命）

身長 (cm)	男 (kg)	女 (kg)
130		41.3
131		42.3
132		42.9
133		43.4
134		43.9
135		44.4
136		44.9
137		45.4
138		45.9
139		46.3
140	45.9	46.8
141	46.5	47.2
142	47.1	47.6
143	47.7	48.1
144	48.3	48.5
145	48.9	48.9
146	49.5	49.3
147	50.1	49.8
148	50.8	50.2
149	51.4	50.5
150	52.0	51.0
151	52.6	51.4
152	53.3	51.9
153	53.9	52.3
154	54.5	52.8
155	55.2	53.2
156	55.9	53.7
157	56.6	54.2
158	57.2	54.7
159	57.9	55.2
160	58.6	55.7
161	59.3	56.2
162	60.0	56.8
163	60.7	57.3
164	61.4	57.9
165	62.1	58.6
166	62.8	59.2
167	63.6	59.9
168	64.3	60.5
169	65.0	61.3
170	65.8	62.0
171	66.5	62.8
172	67.3	63.6
173	68.1	64.4
174	68.9	65.3
175	69.7	66.2
176	70.6	67.1
177	71.3	68.1
178	72.1	69.1
179	72.9	70.1
180	73.8	71.2
181	74.6	
182	75.5	
183	76.3	
184	77.2	
185	78.1	
186	79.0	
187	79.9	
188	80.6	
189	81.7	
190	82.6	

予防薬として使われるクスリは、チクロピジンという。このクスリは日本で開発されたものだが、どれほどの再発を防ぐことができたことか、まことに計り知れないところだ。このように、クスリで予防することが、第三の戦略である。

脳卒中の発生は夏、それも夏の終わりに多い。これは夏期に発汗が多くなり、その分血液が濃縮して血管に詰まりやすくなるからだ。一日の尿の量をチェックして、五〇〇cc以下にならないように注意する。これ以下になると、脱水症状と考えるべきだ。

一方で、冬期、急に冷え込んだ翌日、あるいは翌々日に救急車で脳卒中患者がひっきりなしに入院する。冬場に暖かいところから急に寒いところに出ると一時的に血圧が上昇し、脳出血や脳梗塞の原因になる。外出時には帽子、マフラーを忘れずに。また夜間はしびんを使うくらいの慎重さがほしい。このように日常生活上のキーポイントを押さえることが第四の戦略だ。このようにしっかりと予防すれば、まず再発は起こらないものだ。

脳卒中の麻痺の回復

麻痺の回復には、法則がある。脳卒中による片麻痺。大変な事態だが、起こってしまったことはしかたがない。麻痺はいずれは回復してくるものだ。ただ、回復にはいろいろな段階があり、それを理解しておくことはとても役に立つ。

まず最初は筋肉がだらんとしている。この段階を弛緩性麻痺《しかんせいまひ》と呼ぶ。しばらくすると、筋肉がだんだんと硬くなってくる。この段階を痙性麻痺《けいせいまひ》と呼ぶが、こうなると麻痺をしているなりに、体重を杖のようにかけられるようになり、リハビリがはかどる。

麻痺が回復しつつあるときに大切な治療がリハビリテーションだ（図7）。自分のやりやすいようにやっていると、おかしな癖がつき、かえって回復が遅れてしまう。たとえば、片麻痺から回復すると、足を突っ張り、腕を肘で曲げた姿勢になりやすい。これをウェルニッケ・マンの肢位というが、麻痺した足をまるでぶん回すように投げ出し、同時に腕を曲げた独特の姿勢で歩いている方を町で見受けたことがあるだろう。これではいけない。また、どうしても健常な側に体重を預けやすいので、座った姿勢もおかしくなる。こういう誤った筋力の使い方に注意しながら、正しい回復を目指すのがリハビリテーションである。

麻痺の回復にはいろいろな段階がある。図7はそれを手、腕、足に分けて示したものである。これはリハビリの専門家であるブルンストローム氏が明らかにしたものだ。

手指では関節が動くようになるのが一里塚。そして指折り数えられるようになって卒業ということになる。躯幹では、座位を三十分間とることができるようになると、大変な進歩である。回りの世界が変わって見えるし、身の回りのことが自分でできるようになることが大きい。起立が可能になると、平行棒で歩行訓練が始まる。やがて杖歩行の練習になり、退院は間近い。

脳卒中(脳血管障害)のリハビリテーション・麻痺回復度チェック

手

第6段階

指で数を数えるように1本ずつ指を折り曲げることができる。

第5段階

手のひらつまみ、円筒握り、球握りは、ぎこちないが、ある程度実用性がある。

指の総開きができる。

第4段階

親指と小指で物をつかむことができる。それを親指の動きで離すこともできる。

わずかに指を伸ばすことができる。

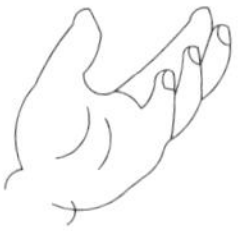

第3段階

握ることはできるが、離すことができない。

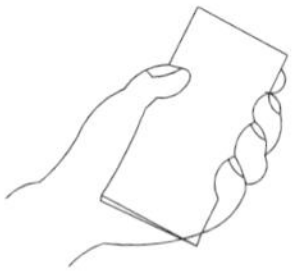

第2段階

わずかに動くが、指を曲げることがほとんどできない。

第1段階

ダラリとして、動かない。

　これらの基準はリハビリテーションにより、あなたの麻痺がどれだけ回復しているのかを知る、ひとつの目安です。回復の度合いは個人差があり、5～6年かかって完治をした人もいれば、数週間で治った人もいます。回復が遅れているからといって“あせり”は禁物。長い階段を一歩ずつ、登る気持ちで挑戦してください。

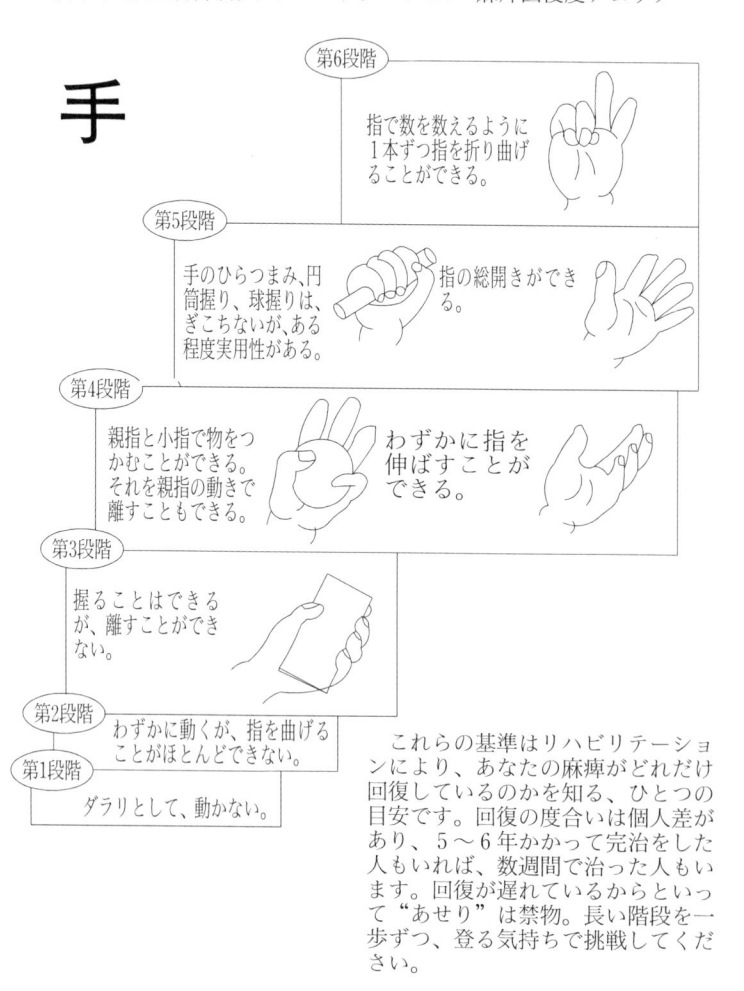

図7.　あなたの麻痺はどこまで回復？

腕

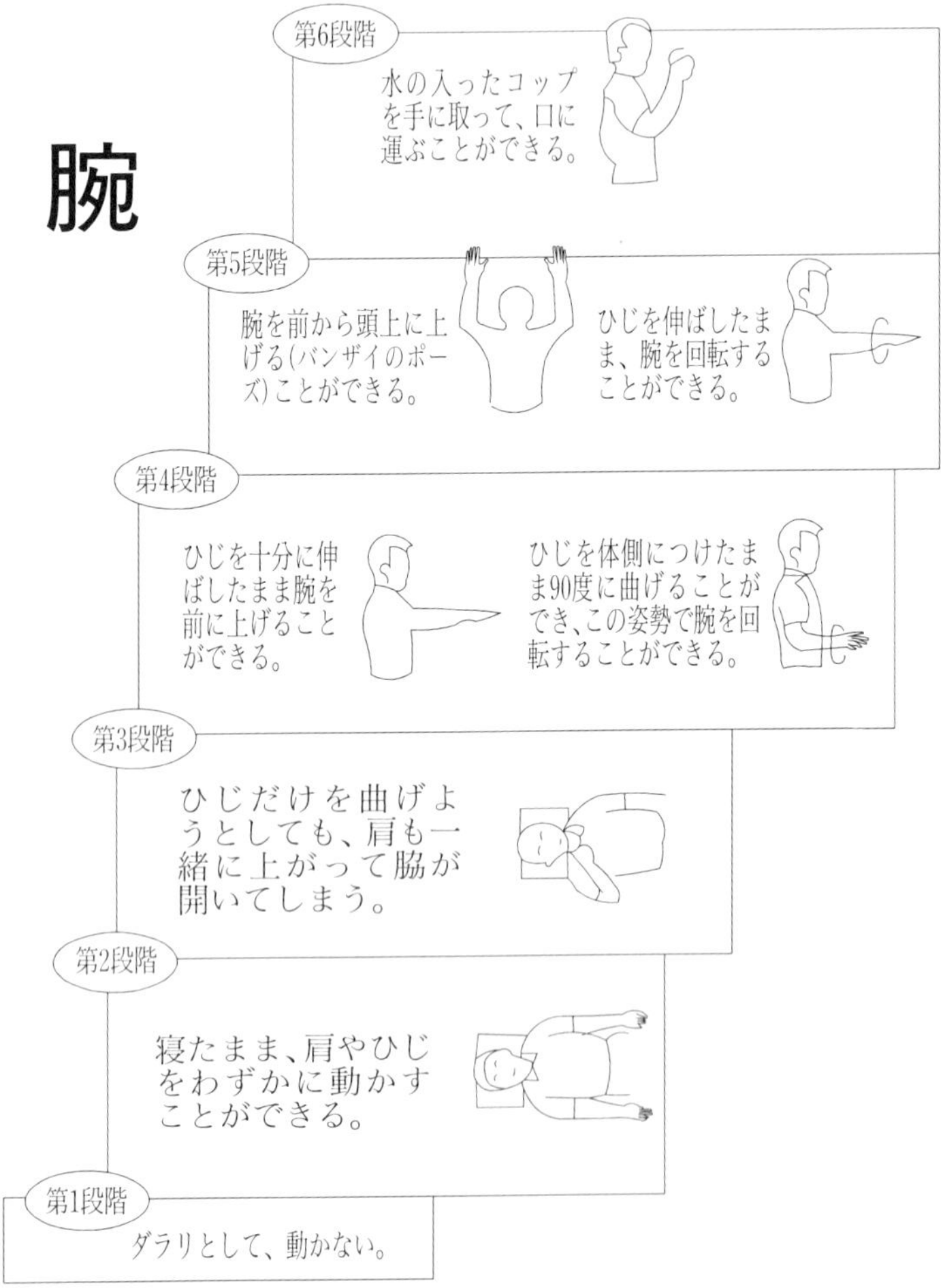
第6段階
水の入ったコップを手に取って、口に運ぶことができる。
第5段階
腕を前から頭上に上げる(バンザイのポーズ)ことができる。
ひじを伸ばしたまま、腕を回転することができる。
第4段階
ひじを十分に伸ばしたまま腕を前に上げることができる。
ひじを体側につけたまま90度に曲げることができ、この姿勢で腕を回転することができる。
第3段階
ひじだけを曲げようとしても、肩も一緒に上がって脇が開いてしまう。
第2段階
寝たまま、肩やひじをわずかに動かすことができる。
第1段階
ダラリとして、動かない。

（ブルンストロームによる）

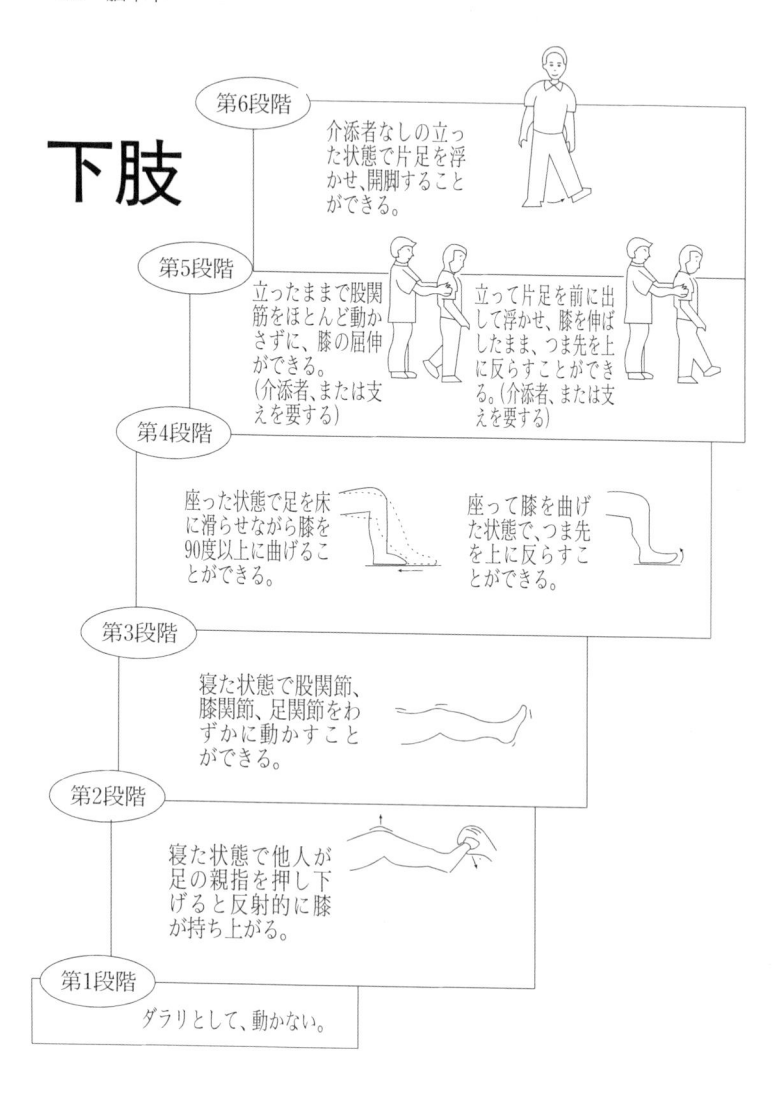

下肢

第6段階

介添者なしの立った状態で片足を浮かせ、開脚することができる。

第5段階

立ったままで股関節をほとんど動かさずに、膝の屈伸ができる。(介添者、または支えを要する)

立って片足を前に出して浮かせ、膝を伸ばしたまま、つま先を上に反らすことができる。(介添者、または支えを要する)

第4段階

座った状態で足を床に滑らせながら膝を90度以上に曲げることができる。

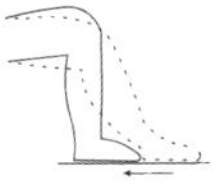

座って膝を曲げた状態で、つま先を上に反らすことができる。

第3段階

寝た状態で股関節、膝関節、足関節をわずかに動かすことができる。

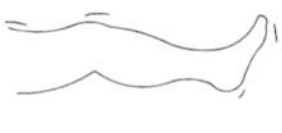

第2段階

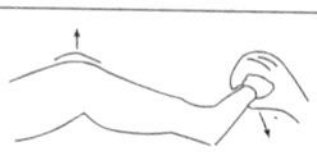

寝た状態で他人が足の親指を押し下げると反射的に膝が持ち上がる。

第1段階

ダラリとして、動かない。

リハビリテーションはこんなことに注意して

●固く突っ張るような麻痺の場合、リハビリを始める前に準備運動をしておきましょう（縮んでいる指や腕は伸ばし、下肢はゆっくり曲げる）。

●指は日ごろからできるだけ開いているのが望ましく、たとえばお茶を飲むときなら、自由に使えるほうの手は湯のみ茶わんを握っていても、麻痺が残る手は指を開いてテーブルの上に置く、という習慣をつけましょう。

●足のリハビリを行っているとき、つい、自由になるほうの足だけに体重をかけがちですが、できるだけ両足に均等に体重がかかるように、日常生活を心がけましょう。

●横になった状態で、“自転車こぎ”のポーズができると、将来必ず歩くことができるようになります。ある程度リハビリが進んだら試してみるのもよいかもしれません。

●再発予防のために薬をきちんと飲み、禁煙を心掛けましょう。

●リハビリは途中休みを入れながらゆっくり行いましょう。もし、痛みを感じたり、腫れたりしたらすぐに医師に相談しましょう。

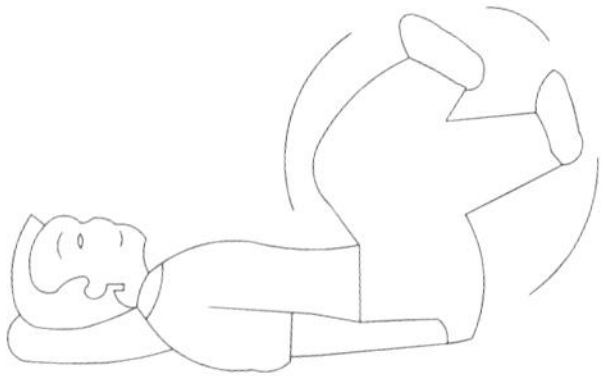

しびれ

しびれの種類

しびれには、正座していてしびれた、歯医者で麻酔を注射されて口がしびれた。すばらしい演奏を聴いて、しびれるように感じた。朝起きたら、手がしびれて感覚がなかった。など、いろいろなしびれがある。

これを大きく分けると、

①感覚が鈍麻（にぶい）している……ヒペステジア
②感覚が別の感覚として感じる……パレステジア
③感覚が異常に強く感じられる……ヒペレステジア
④なにもしないでいても、じんじんとしびれを感じる……ジセステジア

以上の四種類があり、きちんと区別する必要がある。

末梢神経、あるいは脊髄や脳が障害を受け、感覚を伝える経路に障害が起こると、感覚は鈍くなる。これは、与えられた感覚刺激を十分に伝えることができなくなるからだ。こうして感覚鈍麻（ヒ

ペステジア）が起こる。

　末梢神経、あるいは脊髄や脳が障害を受け、その経路の神経に異常な発火が起こると、その信号（インパルス）が脳の感覚野に伝わり、なにもしないでいてもジンジンと感じることになる。これがジセステジアだ。多くの場合は、末梢神経の受容器や末梢神経自体が圧迫されたり、血流がとだえたりして起こる。正座のしびれはジセステジアである。

　筆で皮膚をそっとこすっただけなのに、とてもいやな痛みに感じたり、冷たい水に触れると痛く感じるなど、別の感覚に感じるものがパレステジアだ。末梢神経が神経炎で障害され、治ってくる過程で再生途中の神経がとても敏感になり、この現象が起こることが多い。以前は、スモンの患者さんによくこの現象を認めたものだ。下肢の感覚が鈍っているので、検査のために筆で足の皮膚にそっと触れる。そうするとあたかもざらざらした布でこすられたかのように感じる。

　与えた感覚刺激を異常に強く感じるのがヒペレステジアだ。やはりスモンの患者さんに多く見られたが、細い針で皮膚をちょっと刺激する。そうすると患者さんはあまりの強くいやな痛みの爆発に飛び上がったものだった。

　このほかにも、特徴的なしびれ、痛みがある。

　皮膚感覚の漸増現象というのは帯状疱疹《たいじょうほうしん》のしびれで見られる。帯状疱疹の皮疹の中心はなにも感じない。周囲は感覚が鈍い。ここに温かいお湯を入れた試験管をあてる。最初はなにも感じないが、

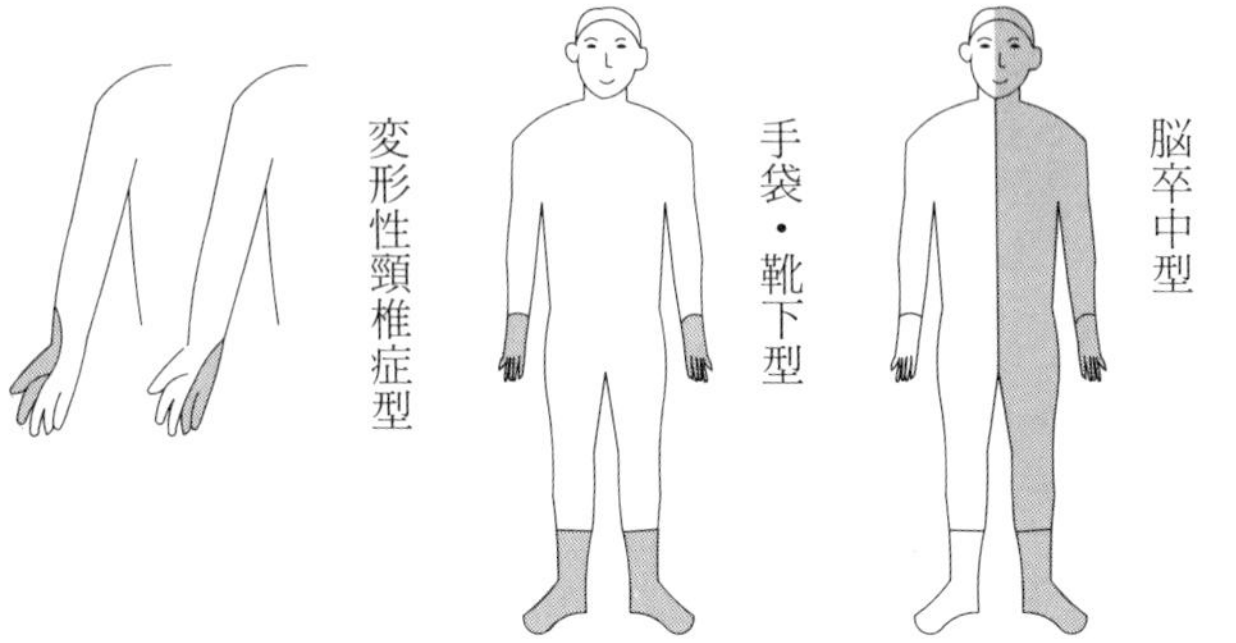

●部分が、しびれが現れる部位です。

図8.　三大しびれ

数秒で熱く感じ始め、だんだんと熱く耐え難くなっていく。また針でチクンと刺激を与えると、数秒してから痛く感じることもある。これを感覚の遅延（遅く感じる）という。やはりしびれの一種である。

パターンでわかるしびれの原因

しびれにはいくつかのパターンがあり、経験のある神経内科医は、患者さんから話を聞くだけで、ぴたりとあてることが多い。特に重要なポイントがしびれの起こり方と、その分布だ（図8）。

第一のパターンは突然始まって完成し、その後ゆっくりと回復するもの。しびれの分布は右あるいは左半身であり、これは脳卒中で見られるしびれ（脳卒中型）である。

第二のパターンは、いつとはなしにゆっくりと始まり、毎週少しずつ悪化していく。しびれは両足の先から始まって、しだいに上へ上がり、両手もしびれてくる。そして、ちょうど手袋と靴下をはいた部分にしびれが広がる。これは多発神経炎型のしびれである。特に糖尿病、腎臓病、アルコール中毒などに多い。

第三のパターンは、しびれに気づいたあともよくなったり悪くなったりを繰り返す。左右どちらかの手の親指側、あるいは小指側にしびれが見られる。これは変形性頸椎症型のしびれである。

主なパターンは以上の三つであり、これだけでしびれの三分の二以上がカバーされるだろう。ただし、これにもいくつかのバリエーションがある。

脳卒中型の中で、右あるいは左の片側ではあるが、半身ではなく、唇の横と、手のひらだけにしびれが起こることがある。これを手掌―口唇型のしびれという。この型のしびれはほかの疾患ではまず起こりえず、確実に脳梗塞と診断できる。症状が軽いからといって、安心してはいけない。

多発神経炎型のしびれは、左右対称的であることに大きな特徴がある。ときには手袋、靴下の分布のほかに、あたかもブラジャーをした範囲にしびれがおよぶこともある。この場所のしびれは、積極的に検査をしないと気づかれないことも多い。これは手袋―靴下―ブラジャー型のしびれといってもよいだろう。

一見多発神経炎型に見えて、そうではないことがしばしばあるので、要注意だ。たとえば両足の裏がしびれ、あたかも砂利をいつも踏んでいるように感じることがある。これは左右がほぼ同様なことが多く、またアキレス腱反射は低下ないし消失している。この場合も下腿の感覚検査で外側と内側を詳しく調べれば差があることから、多発神経炎ではないことがわかる。このように砂利を踏んだ感じは脊椎管狭窄症《せきついかんきょうさくしょう》に特有である。これは腰椎の中の脊髄や神経が通る脊椎管（脊柱管）という部分が生まれつき細くできており、下肢へいく神経が圧迫されてしびれの症状が出るものだ。

よくあるしびれと、怖いしびれ

＊ケース1、手のひらのしびれ

四十歳のRさんは主婦。ある晩右手の中指の先にジンジンとするいやなしびれを覚えた。一、二週間のうちに人さし指、中指、薬指の三本と手のひらに広がってきた。しびれは手のひら側だけであり、指でも爪のあたりにはなにも異常はなかった。そのうちに日中もジンジンしびれが続くようになり、神経内科の外来を受診。診断は手の使いすぎによる手根管症候群《しゅこんかんしょうこうぐん》だった。手根管というのは手首にあるトンネルで、指を動かす靭帯と、手のひら側の感覚を伝える正中神経《せいちゅうしんけい》が通っている。手首、指を使いすぎるとこの正中神経が刺激され、さらに麻痺を起こしてくる。女性はこの管が細くできているので、障害を受けやすい。このため、お産をしたばかりの若い女性と、家事の忙しい中年の女性に出やすい。それも利き手に症状が始まることが多い。お産をすると重い赤ちゃんを抱くことが多くなり、発病する。これを放置しておくとやがては正中神経がひどく障害を受け、手のひらにある筋肉が薄くなって、物をつかめなくなる。こうなっては治らない。

治療は、とにかく指、手首を使いすぎないことだ。買い物では袋を肘にかけたり、買い物車を引っぱる。鞄は肩にかけるようにする。皿洗いやお風呂の掃除はご主人にやってもらうこと。ただし、ときには怖い病気が隠れていることもある。特に糖尿病、リューマチ、腎臓病、脳下垂体の腫瘍などが知らないうちにできていることもあり、神経内科できちんとした検査が必要だ。

＊ケース2、太もものしびれ

二十五歳のNさんは活動的なOL、普段はスマートなジーンズ姿のことが多い。ある日ふと、右の太ももの外側にジンジン、ピリピリとしびれを感じた。最初は、なにかぶつけたんだろうと思っていたが、だんだんとしびれの場所が広がるにつれ、不安になってきた。どこにかかったらよいかもわからず放置していたが、一日中しびれるようになり、神経内科を受診した。しびれの範囲は楕円形で、筆で触った感覚が少し鈍かった。

診断は大腿《だいたい》外側《がいそく》皮《ひ》神経《しんけい》錯痛《さくつう》という長い病名だった。病名はおどろおどろしいが、要するにきつい下着やジーンズで腰が締めつけられ、ここを通る皮膚の神経（皮神経）が圧迫されたためだった。錯痛というのはこのジンジンとした痛み、しびれをいう。

なんのことはない。緩い下着とフレアスカートに代えたところ、一カ月でしびれは自然に遠のき、消えていった。外来ではなにも検査やクスリはいらないと言われたが、そのとおりだった。このしびれはときには大腿の前側に出ることもあり、その場合は大腿前側皮神経錯痛という名前になる。

＊ケース3、あごに出たしびれ

Aさん、五十五歳女性は、二週間前から右のあごに革が一枚はりついたような感覚を覚えた。なにかついているのかと見てもなんともない。触ってみると、革をかぶったような鈍さがある。明日には消えるだろうと思っていたが、いっこうに治らず、心配になって神経内科を受診した。外来での診断のあと、医師が急に険しい顔になり、言われたようにご主人を同伴して二回目の受診。診断は転移性乳ガンの疑いだった。乳ガンは早期からあごの下に転移を起こしやすく、このときの最初の症状はあごのしびれである。乳房の超音波、脳のMRI検査で診断が確定し、外科に転科しての治療が始まった。

＊ケース4、二の腕に感じたしびれ

Oさん、五十歳男性はヘビースモーカー。最近時々いやな咳が出ることに気づいていた。ある日、右の二の腕にジンジンとしびれを感じた。寝れば治るだろうと思っていたが、翌日、翌々日とひどくなる一方であった。やがて熱く、やけ火ばしをあてられるような感じにまでおよんで、さすがに楽天的なOさんも総合病院の神経内科の門をたたいたのだった。

診断は肺ガンだった。肺のすぐ上には首から腕への神経が通っている。肺ガンがしだいに上に広がるにつれ、この神経を包み込むようになったのだ。

＊ケース5、左の二の腕に感じた重い痛み

Tさん、六十歳男性はある晩、左の二の腕に重く圧迫されるような痛みを覚えて目を覚ました。不安にかられて早速翌日病院へ。外来での診断は心筋梗塞《しんきんこうそく》だった。心筋梗塞のような内臓の痛みは、少し離れたところにしびれや痛みを感じることがあり、これを関連痛と呼んでいる。心筋梗塞では普通は左の胸から背中へ抜けるような重い痛みが起こるが、しばしば左の腕へ痛みが響くことがある。Tさんはすぐに緊急入院となり、治療が始められた。一カ月後には無事に退院することができた。

＊ケース6、移動するしびれ

Eさん、四十歳男性は、ある日、右手の指先にジーンとするしびれを覚えた。おかしいなと思っていると、このしびれはゆっくりゆっくりと肘から上へ移動していき、二十分ほどたつとなにごともなかったかのように消えてしまった。変だなとは思いつつも、すっかり忘れていた。再びしびれがやってきたのは、二週間後だった。それからは毎日のようにしびれが起こるようになり、そのつど二十分ほどで消えていった。心配になり、神経内科へ。

外来での診断は、脳腫瘍だった。CTでは左の脳に小さな腫瘍があり、これから局所性てんかんが起きていたのだ。手術は成功し、しびれも消失した。

＊ケース7、歩くと足がしびれ、痛む

Hさん、七十歳男性はヘビースモーカー。最近散歩で、一〇〇メートルも歩くと足首が痛くなり、足にしびれが起こることに気づいた。立ち止まると不思議なことにすぐに楽になり、また普通に歩ける。年のせいかと思っていたが、だんだんと歩ける距離が短くなり、神経内科を受診した。

外来での診断は、閉塞性動脈硬化症《へいそくせいどうみゃくこうかしょう》。足に栄養を送る動脈が詰まりかかっていて、少し歩くと酸素不足になる。このために痛みが起こる。休むとすぐに血流が戻り、症状が消える。この病気に一番いけないのがタバコである。

禁煙し、血流をよくするクスリを服用し、一カ月ほどで症状は薄れていった。もう少し進むと、足を切らねばならないところだった。

手根管症候群

前項のケース1で紹介したように、手のひらのしびれを起こす、もっとも多い病気だ。いつとはなしに始まり、よくなったり悪くなったりを繰り返し、治療をしないでいるとだんだんと進行するので要注意である。

初期には夜間就寝しようとして、ふと手の指にジンジンとするしびれを覚える。最初のうちには日中の仕事中には忙しさにかまけて忘れていることが多い。このしびれは人さし指、中指、薬指の三本の指先、それも手のひら側だけに感じられる。そして、爪のほうにはなにも異常は見られない。進行すると、一日中ジンジンとしびれているようになる。

中期になると、しびれが指先だけでなく、手のひら全体に広がってくる。刷毛やティッシュペーパーで手のひらや指を触ってみると、感覚が鈍くなっていることがわかる。たいていの場合は利き手の側だけに起こるが、ときとしては両手に起こることもある。

末期になると、手のひらの筋肉が薄くなってくる。これを筋萎縮というが、指を細かく動かすのが難しくなる。そして、手全体であたかも猿の手のように握らざるをえなくなる。最後には手のひら全体で握ることすら難しくなる。

原因は、手根管の場所で、手のひらの感覚をつかさどる正中神経が障害を受けるためである。手根管というのは手首の手のひら側にあるトンネルで、腕の骨と、手首を包む靭帯からできている。このトンネルの中には指を動かす五本の腱と正中神経などが通っている。女性はこのトンネルがもともときゃしゃにできていることが多く、指や手首の使いすぎがあると正中神経が炎症を起こし、発症しやすい。

特に多いケースはお産直後の女性、家事に忙しい中年の女性だ。手がしびれるという訴えが多いが、医者がこの病気を知っていないと、どんなに検査をしても正しい診断に至らない。いろいろな整形外科、内科を転々とし、ヒステリーとか、自律神経失調症とされて不適切な治療を受けていることがあまりにも多い。これらの場合は、まず手を使わないことが大切だ。特に赤ちゃんを抱いてミルクをあげる、皿洗いや床掃除、庭の草取りなどは大敵である。買い物に行ったらなるべくかごを持たないようにし、帰りはカートに入れて帰ること。ハンドバッグは持たず、肩にかけるようにする。入浴時には手首を軽くマッサージし、血行をよくする。酒、タバコは禁止する。こういった注意を守れば、少しずつ軽快する。

中期まで進んだ場合は、やはり治療が必要だ。抗炎症剤やビタミン剤を服用し、以上の注意を守ることが大切。しばらく経過を見て、どうしても軽快しない場合は整形外科で手術せざるをえない。ただし、ときには怖い病気が隠れていることもある。特に糖尿病、慢性関節リューマチ、腎臓病、脳下垂体の腫瘍などが知らないうちにできていることもあり、神経内科できちんとした検査が必要だ。

痛みとかゆみ

痛み

「顔に水ぶくれができて帯状疱疹《たいじょうほうしん》と診断されました。そのあと、痛みがひどくてたまらないんです。なんとかならないでしょうか？」と言って外来を訪れたCさん。

顔を見ると、左の額を中心に水疱のあとがまるでただれたかのようである。一時間おきに、まるで黒い雲がやってきて、顔の表面を嵐が覆うかのようにジンジンと燃えるように痛むという。そして、どんな痛み止めを飲んでも効かない。

痛みはどうして起こるのだろうか？

痛みの感覚はしびれの項で述べたように、皮膚の自由神経終末が刺激され、そのインパルスが末梢神経、脊髄を通って脳の視床、さらに大脳皮質に達して、初めて痛みとして感じられる。この経路のどこであっても、過剰なインパルスが発生すれば、それは痛みとして感じられることになる。

ただし、よく起こる場所は決まっている。それを列挙すると、

①末梢神経のどこかで過剰な刺激を受けるとき、②感覚神経の枝を出している後根神経節《こうこんしんけいせつ》が障害

されたとき、③感覚の集まる視床が障害されたときの三とおりである。

①の典型は虫歯の痛みである。歯には三叉神経の太い枝がきており、ちょっとでも虫歯が起こると、ひどくしみ、ときにはあまりに歯が痛くて仕事どころではなくなる。

三叉神経のあまりの鋭敏さを呪った人は多いだろう。同様なことは三叉神経の根本で神経が圧迫される三叉神経痛、腰で坐骨神経が圧迫される坐骨神経痛などで起こる。この治療は神経を刺激する状態を治す（歯の治療）か、神経の圧迫を取り除く必要がある。

②で多いものは帯状疱疹による後根神経節の障害だ。その神経節のコントロールしている範囲に焼け火ばしをあてたような、ジンジンとする痛みが起こる。これには普通の鎮痛剤は無効だ。神経の膜を安定させる、Naチャンネルブロッカーというクスリ、特にメキシレチンあるいはアレビアチンが特効的に効く。梅毒による刺すような痛みも後根神経節の障害による。これは梅毒に感染して数カ月がたってから痛み始める特徴がある。

③は、特に脳出血、中でも視床に出血したあと、半身の感覚が消失する。三カ月ほどして感覚がなくなった側に、ジンジン、あるいは針で刺すようなひどい痛みが始まる。これを視床痛といって、普通の鎮痛剤はなにも効かない。唯一脳の特定の場所に電極を挿入し、電気的に刺激する方法しかない。

痛みを感じすぎるのも困ったものだが、一方で、痛みがなくなるとこれも危険である。多発神経炎で感覚がまったく消失することがあるが、こうなると生傷が絶えない。煮えたぎったお湯の中に手を入れてしまったり、落ちていた釘を踏み抜いてしまったり、爪をはがしたりということがしょっちゅう起こる。こうなると感染から蜂窩織炎《ほうかしきえん》、ときには命取りの感染症を起こすことすらある。ものごとは中庸が肝腎なゆえんだ。

かゆみ

しびれとかゆみは似ているように思うが、医学的にはかなり違うものだ。かゆみだけを伝える神経はない。かゆみは、痛みを感じる自由神経終末が刺激され、その信号が脳に伝えられてかゆみとして感じる。この際、自由神経終末だけではなく、触覚を伝える感覚受容器などもあずかっている。臨床的にかゆみを訴えるもっとも多い疾患は、虫さされを除いては老人性そう痒症《ようしょう》だろう。高齢になると皮膚が乾燥する。皮膚は湿った状態で健康なのだが、乾燥すると自由神経終末が刺激される。もっとひどくなると、皮膚に炎症も起こり皮膚が赤くなり、かゆみはよりひどくなる。かゆみの場所は足、胸腹部、手などで、顔はかゆくはならない。皮膚を見るとカサカサに乾いている。たいていの患者さんは皮膚がかゆいので、ひょっとしたら皮膚が汚いからかもしれないと思い、入浴した際に石けんをつけてごしごしと洗う。そうすると皮膚をかろうじて覆っていた脂の層もこすり取られてしまい、ますます皮膚は乾燥し、症状は悪くなる。中には温泉がよいかもしれないと思って硫黄泉に入る。硫黄泉は皮膚を乾燥させる作用が強いので、ますますかゆみが悪化する。

原因を知れば、なんということもない。まず入浴時には石けんを使わないこと。あかがたまって汚いと思うかもしれないが、そのあか、あぶらが皮膚を守ってくれるのだ。入浴後は皮膚を湿らせる乳液やクリーム（モイスチャリングクリーム）を塗る。空気が乾燥していると皮膚も乾燥しやすい。したがって、このかゆみは冬の間に悪化し、梅雨から夏の間は軽快する。

あまりにかゆみが強いときは、やむをえず、軟膏を塗る。抗ヒスタミン剤の入った副腎皮質ホルモンがよい。

このように感覚受容器が異常な刺激を受け、異常な信号を伝えるとかゆみが起こる。これに対して、感覚受容器や末梢神経、脊髄、脳の感覚経路が障害を受けて感覚の信号が十分に伝えられないと、しびれ（感覚の鈍麻＝ヒペステジア）が起こる。したがって、半身のしびれはよく見るが、半身のかゆみというのはごくまれである。

ときにはかゆみが発作的に右手から始まり、肘、肩へ移動し、自然に消えることがある。これをかゆみ発作（itching seizure）といって、多発性硬化症で脊髄が障害され、その治癒過程で神経同士が電気的にショートし、いわば脊髄内の異常発火現象として生じるものだ。たいていは数十秒で自然に消失する。深呼吸をすると誘発されやすく、またちょっと手を動かすだけで起こることもある。治療は抗てんかん薬のカルバマゼピンが特効薬として知られている。

神経炎

神経炎とは？

脊髄は一本の棒のような組織だが、いろいろな高さから、背腹、左右一本ずつの神経（これを神経根という）が出る。腹方から出る神経の二本を前根《ぜんこん》と呼ぶが、これは運動を伝える神経である。背方から出る二本の神経を後根《こうこん》と呼び、これは感覚を伝える。前根の神経細胞は脊髄の腹側にあり、前角運動神経細胞と呼ぶ。この細胞から出た突起が前根であり、筋肉までつながっている。この細胞の大きさをたとえば野球のボールの大きさとすると、神経線維の長さは二、三キロメートルの長さになる。後根の神経細胞は脊髄の背側、脊椎の中に隠れるようにひっそりとある。この神経細胞が集まったものを後根神経節と呼ぶ。前根と後根は脊椎を出たところで合流し、末梢神経となり、筋肉や皮膚に至る。

神経炎（ニューロパチー）とは、末梢神経自体が障害される病気をいう。これは必ずしも炎症だけではなく、変性や血管障害のこともある。

神経炎にはいろいろの種類がある。一つの末梢神経だけが障害を受けるものを単神経炎といい、顔面神経麻痺がその典型だ。

単神経炎が同時に何カ所かに起こるものを多発単神経炎という。この多くは膠原病《こうげんびょう》などで神経に栄養を送る血管に炎症が起こって栄養障害になったり、あるいはサルコイドーシスのように神経の中に結節が多発して起こる。

多発神経炎とは、手足の先から左右対称的に障害が起こるもので、感覚障害が主体のものを感覚ニューロパチー、運動麻痺が主体のものを運動ニューロパチーと呼ぶ。たいていは大なり小なり、感覚と運動の要素が含まれるものだが、特徴的にどちらかに偏った多発神経炎がある。それは、運動ニューロパチーの代表のギランバレー症候群と、感覚ニューロパチーの代表の癌性ニューロパチーだ。

ギランバレー症候群はフランス人のギランとバレー、それともう一人によって報告されたのでこの名がある。発症の二週間前くらいに風邪の症状がある。この風邪はウイルス、特にコクサッキーやエコーウイルスが原因である。生体の防御反応としてこれらのウイルスに対する抗体ができる。ところがこの抗体が同時に末梢神経を攻撃することがあり、こうしてギランバレー症候群が発症する。運動麻痺が足から始まり、あれよあれよという間に上行し、手指の筋力低下、さらに重症例では呼吸する筋肉が麻痺して呼吸ができなくなる。軽症では一カ月ほどで全治するが、重症例では麻痺を残すことも多い。ただし、感覚はほぼ正常のことが多い。

癌性ニューロパチーは特に肺癌で見られることが多い。上下肢の末梢に感覚鈍麻、あるいは感覚過敏が生じる。これは癌を攻撃する物質が同時に末梢神経をも攻撃してしまうためで、癌を取り除いても神経炎は軽快しない。癌性ニューロパチーでは運動麻痺は起こらない。

多発神経炎

多発神経炎の症状と原因

前項で述べたように、多発神経炎ではしびれあるいは運動麻痺が左右対称的に手足の先から始まり、少しずつ上に上がってくる。

症状の始まりから一週間程度で症状が最悪になるものを急性、二、三週間かかるものを亜急性、一カ月以上かかってゆっくりと進行するものを慢性多発神経炎という。感覚障害が主体なものを感覚ニューロパチー、運動麻痺が主体のものを運動ニューロパチーと呼ぶのは前項で述べたとおりだが、実際には感覚と運動の両方が同時に障害されることが多い。

多発神経炎の原因には非常に多数のものがあり、外来でこれを確定することは難しい。通常は入院し、場合によっては神経を切って調べる神経生検という検査が必要になる。原因と、その必要な検査を簡単にあげてみよう。

〈遺伝性の多発神経炎〉

急性間欠性ポルフィリン症……赤い尿、ワトソンシュワルツ試験陽性

家族性アミロイドーシス……DNA診断。神経生検でアミロイドを証明

異染性白質ジストロフィー症……アリルサルファターゼAの欠損

副腎ミエロニューロパチー……極長鎖脂肪酸の増加

ファブリ病……アルファ　ガラクトシダーゼ欠損

シャルコーマリーツース病……病歴、家族歴、筋萎縮の形、神経生検

デジェリン　ソッタス病……(同)

ルーシーレヴィー症候群……(同)

遺伝性感覚ニューロパチー……(同)

レフサム病……フィタン酸増加

巨大軸索ニューロパチー……神経生検

〈炎症性多発神経炎〉

ギランバレー症候群……脳脊髄液のタンパク増加、神経伝導障害

〈異常グロブリン血症にともなう多発神経炎〉

多発性骨髄腫……血清異常グロブリン、血液、骨髄検査、骨X線検査

マクログロブリン血症…………（同）
クロウ　フカセ症候群…………（同）
〈膠原病にともなう多発神経炎〉…血管の検査、血液検査、神経生検
〈サルコイドーシス〉…………胸部X線、血清ACE高値、神経生検
〈中毒による多発神経炎〉
重金属中毒…………尿、毛髪から砒素、タリウム、鉛、メチル水銀検出
化学物質中毒…………アクリルアミド、Nヘキサン、トルエン、TOCP
薬物中毒…………ビンクリスチン、イソニアジド、アドリアマイシン、シスプラチン、フェニトイン
〈代謝、栄養障害による多発神経炎〉
糖尿病…………糖負荷試験、HbAlc高値
甲状腺機能低下症…………甲状腺機能
尿毒症…………クレアチニン、BUN
脚気…………ビタミンB_1低値、食事歴
慢性アルコール中毒…………ビタミンB_1低値、アルコール歴、食事歴
〈悪性腫瘍にともなう多発神経炎〉肺癌、胃癌、卵巣癌の精査

多発神経炎の検査（腱反射と神経伝導速度）

多発神経炎の際に重要な検査が二、三ある。まず感覚の検査と運動（筋力）の検査である。これによって障害の分布を把握する。次に反射の検査が大切だ。たとえば、脚気（ビタミンB1欠乏性多発神経炎）の検査で膝の下をたたく、あれである。

このメカニズムを少し考えてみよう。膝の少し下には膝蓋腱《しつがいけん》といって、膝をまっすぐに伸ばす大《だい》腿《たい》四《し》頭筋《とうきん》（大腿の前面にある大きな筋）の腱が下腿の骨についている。ここをたたくと、大腿四頭筋が引き伸ばされることになる。大腿四頭筋が引き伸ばされたという情報はこの腱から太い感覚神経で脊髄に伝えられる。この感覚神経は大腿四頭筋を動かす前角運動神経細胞に接続しており、ここでシナプスという形になっている（図9）。シナプスは神経と神経の連結器で、神経を伝わってきた信号（インパルス）が神経の末端に届くと、ここにある小さな粒（シナプス小胞）が神経の外、つまりシナプスの隙間（シナプス間隙）に出る。この小さな粒に含まれる化学物質（神経伝達物質）が次の神経に刺激を与え、信号が伝達されていく。こうして大腿四頭筋が引き伸ばされた情報が今度は大腿四頭筋を動かす（収縮させる）神経の興奮に置き替わり、この信号が大腿四頭筋に伝わる。ここで神経と筋は連結器を作っており、これを神経筋接合部という。ここで神経の末端からアセチルコリンという伝達物質が放出され、これが刺激となって筋肉が収縮する。つまり、大腿四頭筋が収縮する。

【神経から神経への伝わり方】

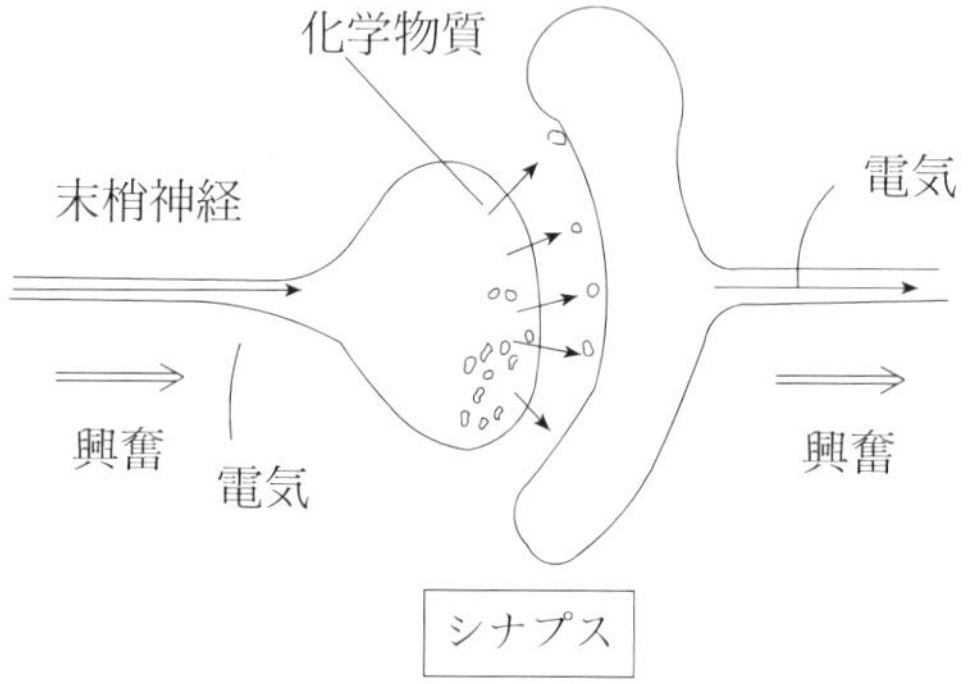

【神経から筋への伝わり方】

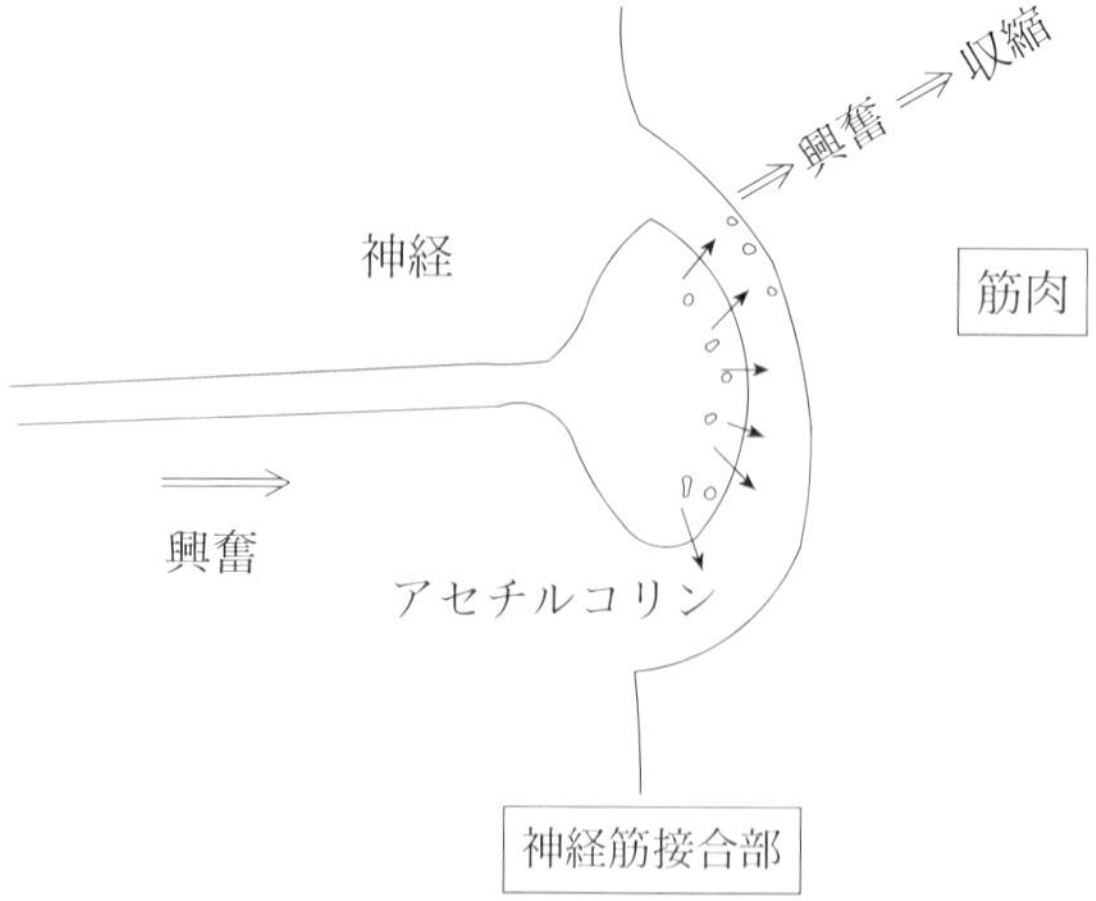

図9.　シナプス（神経の連結器）と神経筋接合部
（神経と筋肉の連絡）

郵便はがき

料金受取人払郵便

杉並南支店承認

1633

差出有効期間
平成21年12月
1日まで

（切手をお貼りになる必要はございません）

168-8790

（受取人）
東京都杉並区
上高井戸1—2—5

星和書店
愛読者カード係行

書名　クルズス診療科（1）**神経内科**

★本書についてのご意見・ご感想

★今後どのような出版物を期待されますか

書名　クルズス診療科（1）**神経内科**

★本書を何でお知りになりましたか。

1. 新聞記事・新聞広告（　　　　　　　　　）新聞
2. 雑誌記事・雑誌広告（雑誌名:　　　　　　　　　）
3. 小社ホームページ
4. その他インターネット上（サイト名:　　　　　　　　　）
5. 書店で見て（　　　　　）市・区・県（　　　　　）書店
6. 人（　　　　　）にすすめられて
7. 小社からのご案内物・DM
8. 小社出版物の巻末広告・刊行案内
9. その他（　　　　　　　　　）

(フリガナ)

お名前　　　　　　　　　　（　　）歳

ご住所（a.ご勤務先　　b.ご自宅）
〒

電話　　（　　　）

e-mail:

電子メールでお知らせ・ご案内を
お送りしてもよろしいでしょうか　（a. 良い　　b. 良くない）

ご専門

所属学会

Book Club PSYCHE会員番号（　　　　　　　　　）

ご購入先（書店名・インターネットサイト名など）

図書目録をお送りしても
よろしいでしょうか　（a. 良い　　b. 良くない）

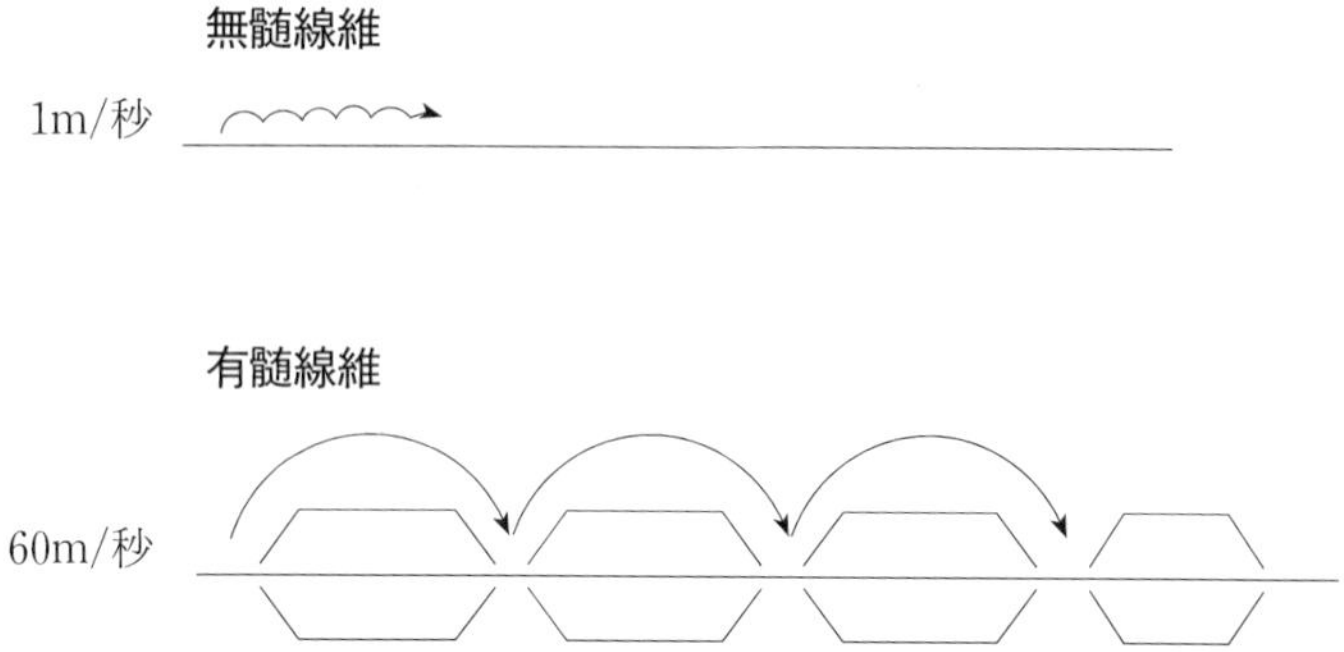

図10.　信号（インパルス）の伝わり方

説明すると長いが、これに要する時間は一秒の三十分の一程度の短い時間である。

この結果、膝のすぐ下をたたくと、膝が勢いよくまっすぐに伸びることになる。この現象には腱反射、深部腱反射、筋伸長反射などといろいろな名前がつけられている。十九世紀の後半にドイツのエルプという神経内科医が見つけたものだが、神経内科の検査ではもっとも大切なものの一つである。

多発神経炎で神経が障害されると、神経の伝達がうまくいかなくなる。この結果、腱反射が弱くなり、やがて消失する。腱反射はいろいろな筋で検査できるので、障害のパターンを見て病気の範囲を調べることができる。

次に、筋電図を用いて、神経の伝導速度を調べる。神経の中を信号（インパルス）が伝わっていく伝わり方には二とおりがある（図10）。

一つは、一本の均一なチューブの中を信号が次々に伝わっていくもので、これは連続的な伝導方式だ。連続的な神経伝導は自律神経や痛みの神経など、細い神経線維で行われている伝わり方である。そのスピードは毎秒一、二メートルと遅い。すべてがこの方式だと、外敵に襲われても脳から足先まで一秒もかかるわけで、とうてい身を守れない。

そこで、もう少し巧妙な神経の伝導方式がある。これを跳躍伝導という。神経の表面がミエリンという絶縁物質で覆われており、ところどころで神経の表面が露出している。神経の信号はこの露出部分から次の露出部分へ飛ぶように伝わっていく。この方法は早い。どれだけ早いかというと、毎秒五〇ないし七〇メートルの速さだ。これなら外敵から身を守ることができようというものだ。

筋電図で神経の伝わる速度（伝導速度）を調べることができる。たとえば神経の一カ所を電気的に刺激し、その信号が一〇センチ離れたところで二ミリ秒後に観察できたとすると、神経伝導速度は一〇センチを二ミリ秒、すなわち毎秒五〇メートルとなる。

多発神経炎で神経が障害されると、神経の伝導が遅くなり、毎秒四五メートル以下となる。どの神経が遅くなっているかを調べることで、病気の分布を知ることができる。

多発神経炎の治療

これはもちろん、多発神経炎の原因によって異なる。遺伝的な多発神経炎では、いろいろな治療が試みられてはいるものの、治療はなかなか困難である。

炎症性の多発神経炎では、神経を攻撃する因子を除去することが大切だ。ギランバレー症候群、あるいはもう少し広い意味でＡＩＤＰ（急性炎症性脱髄性多発神経炎《きゅうせいえんしょうせいだつずいせいたはつしんけいえん》）と呼ばれるものでは、血漿交換療法を行う。これは血液を取り出し、適当なフィルターを通してきれいにし、また体に返すというものだ。普通は週二回、三、四週間行う。このほか、ときには副腎皮質ホルモンの大量療法が効果のあることもある。

異常グロブリン血症にともなう多発神経炎では、血液の異常を治療する必要がある。多発性骨髄腫では白血病に準じた治療となる。マクログロブリン血症、クロウフカセ症候群でも同様である。これらでは、もとの血液病が改善すると、神経障害もそれにともなって改善する。

膠原病にともなう多発神経炎は、結節性多発血管炎（ＰＮ）、ＳＬＥ、慢性関節リューマチ、シェーグレン症候群、強皮症《きょうひしょう》（ＰＳＳ）などによることが多い。いずれも基本的には血管の炎症があり、神経に栄養を送る血管が詰まるために栄養障害から神経炎となる。したがって、原病を治療し、血管炎の症状が軽快すれば、神経炎の症状も軽快する。治療薬としては副腎皮質ホルモンを使うが、薬の量は各疾患で微妙に調整が必要だ。

サルコイドーシスでは、神経炎を合併した場合、神経サルコイドーシスと呼ばれる。これは心サルコイドーシスとともに重症と考えられ、副腎皮質ホルモンの服用が必要となる。原則として一日二〇ミリグラムを二年間続けなければならない。

砒素、タリウム、鉛、メチル水銀などの重金属中毒では、治療が困難なことが多い。重金属とキレートを作って体外に排出するキレート剤を服用する。ＢＡＬやペニシラミンといったクスリがよく使われる。鉛中毒は特に十九世紀に多くの患者を出したが、橈骨神経《とうこつしんけい》麻痺《まひ》を生じ、腕を伸ばそうとしても幽霊の手のように垂れてしまう特徴がある。

抗ガン剤では特にシスプラチンによることが多い。これは最近特によく使われる抗ガン剤で、効果も強いが、副作用としての多発神経炎も多い。症状が出れば使用を中止せざるをえない。

糖尿病では多発神経炎が好発する。これは血糖が高いための栄養障害と、血管に動脈硬化が早く現れるための血管障害とによる。膵臓移植、あるいは理想的な血糖コントロールになれば、ゆっくりと改善する。脚気やアルコール中毒ではビタミンB_1欠乏によって多発神経炎を起こす。下肢からジンジンする痛み、しびれが起こるのが特徴だ。やっかいなことにB_1を服用してもなかなか軽快しない。予防が肝腎なゆえんである。

脊椎の病気

脊椎の変形

脊椎は上から七つの頸椎、一二の胸椎、五つの腰椎、五つの仙椎、一つの尾椎と、三〇の骨からなっており、体を重力に対して支える役目を担っている。脊椎骨の中には中空の脊椎管（脊柱管）があり、この中に上から第一腰椎の高さまで脊髄が入っている。脊髄からはそれぞれの高さで、一つ一つの骨に対応して左右三一対の脊髄神経が出てくる。

脊椎と脊椎の間には椎間板という柔らかいクッションが入っており、また脊椎管の内側には腹方には後縦靭帯《こうじゅうじんたい》、背方には黄靭帯《おうじんたい》があって、骨と骨をつないでいる。これらの構造が変形すると、いろいろな神経が圧迫され、症状が現れる。

もっとも単純な変形は椎間板ヘルニアだろう。脊椎と脊椎の間にある椎間板が、後縦靭帯を押して脊椎管の内部へ飛び出してくることがある。頸椎で起これば腕へ行く神経が圧迫され、肩から二の腕へ響く、ひどい痛みが起こる。特に首を後ろへそらすと、そのたびに痛みが出るので診断が容易だ。腰の椎間板ヘルニアが、いわゆるぎっくり腰だ。急に重い物を持ち上げたときとか、中腰になったとき、あるいは変なかっこうでセックスをしたときに、腰にぎっくりと痛みが走る。普通は右か左のどちらかに痛みが出る。「魔女の射た矢」という別名があるように、突然、矢が刺さったかのようなひどい痛みが走る。腰に痛みがあるだけではなく、太もも、あるいはふくらはぎ、足の裏に痛みが響くこともある。腰を曲げ伸ばしすると、飛び出した椎間板が動くので、いすに座れなくなる。もうこうなると、座るよりも立っているほうがずっと楽だ。

　年齢とともに椎間板が変性し、薄くなったり、脊椎管に突出したりしてくるものが変形性脊椎症だ。中年以降の男性に起こりやすい。重い書類を運んだり、力仕事をしたあとなどに親指や小指のしびれで気づく。痛みは目だたず、よくなったり、悪くなったりを繰り返す特徴がある。神経が脊椎から出てくる穴が変形するので、しびれが出る。進行すると脊椎管がだんだんと狭くなり、今度は足の麻痺が始まる。最初は足が重く感じられるだけだが、やがて階段も上り下りできなくなる。

　日本人に特徴的なのが後縦靱帯骨《こうじゅうじんたいこつ》化症《かしょう》である。不思議なことに欧米では非常に少ない。脊髄の入っている脊椎管を裏打ちしている後縦靱帯が骨化し、脊椎管の中に腫瘍のように広がってくる。徐々に徐々に進むので、かなり進行してから気づかれることになる。多くは脊髄が直接圧迫されるために、歩行がだんだん苦痛となり、足を突っ張るような歩き方になる。約三分の二の患者で、血糖値が高くなっている。糖尿病のこともあれば、正常との境界（耐糖能異常という）のこともある。血糖値のコントロールは必要だが、それだけでは後縦靱帯骨化症は治らない。

変形性脊椎症

変形性脊椎症の症状と原因

頸椎が変形する変形性頸椎症《へんけいせいけいついしょう》と、腰椎が変形する変形性腰椎症《へんけいせいようついしょう》がある。

四十代の後半から徐々に発病する。症状がよくなったり悪くなったりを繰り返すのが特徴だ。特に重い物を持ったり、力仕事をした翌日、高い枕を使ったときなどに出やすい。変形性頸椎症の初期では、右手あるいは左手のどちらかの親指側あるいは小指側にしびれが出る。手全体がしびれることはまずない。右手の親指側と左手の小指側という組み合わせは珍しくない。最初のうちはしびれが出たり引っ込んだりを繰り返しているが、進行すると、常にしびれがあるようになる。

中期になると、しびれを感じていた側の筋肉が薄くなってくる。これを筋萎縮というが、運動神経の障害が進んだ証拠である。特に目だつのが親指側だと手のひらの親指の下のふくらみ（母指球）、小指の側だと小指の下のふくらみ（小指球）である。筋肉の萎縮と同時に、よく見ると筋肉にピクピクと小さな収縮が観察される。これを線維束攣縮《せんいそくれんしゅく》といって、運動神経がひどく障害されていることを示す。

末期になると、脊髄が障害され、歩行障害が出てくる。特に脊椎管狭窄症《せきついかんきょうさくしょう》といって、生まれつき脊椎管（脊柱管）の横断面が本来のハート型でなく、薄い皿のようだと、最初から脊髄の圧迫症状が出てくることもある。歩行は足を突っ張り、ぎこちなくなる。放置すればこのまま歩行障害が進み、寝たきりとなる。脊髄障害のために尿便失禁も出現する。

変形性腰椎症では、初期には下腿の外側あるいは内側にしびれが出現する。ときには痛みを覚えることもあり、放置するとしだいに歩行障害を生じる。

変形性脊椎症の原因は、脊椎の椎間板が進行性に変性し、椎間板が薄くなったり、突出して神経を圧迫することによる。椎間板の周囲も変形が進み、椎体の形が変形したり、椎体と椎体の関節面も変形して、神経を圧迫するようになる。年齢とともに徐々に進行する。つまり、加齢による退行変性である。先天的に脊椎管（脊柱管）の前後径が短い脊椎管狭窄症（脊柱管狭窄症）では、脊椎管（脊柱管）の中に空間的な余裕がないので、早期から脊髄が圧迫され、歩行障害が現れやすい。

特に重い物を持つと、腹圧が上がるので、同時に静脈の圧が上がる。脊椎管内には骨の内側に後縦靱帯や黄靭帯があって骨と骨をつないでいる。その内側には静脈のネットワーク（静脈叢）があり、さらに脊髄液、脊髄となっている。静脈の圧が上がると静脈叢が怒張し、脊髄や神経が強く圧迫されることになる。この結果、しびれ、麻痺が一時的に悪化する。逆に安静をとると、静脈はもとに戻り、神経の圧迫が減るので、神経症状は軽快を見る。長時間うつむき姿勢をとると、脊椎の椎体の前側に圧力がかかって椎間板が後ろ、すなわち脊椎管（脊柱管）腔へ押し出されるようになるので、神経症状が悪化する。

変形性脊椎症などの検査

ここで、似たような疾患がいくつかあるので、もう一度整理しよう（図11）。

脊椎を横から見た図で、椎体と椎体の間の椎間板が後方の脊椎管（脊柱管）内に飛び出すものを椎間板ヘルニアという。椎間板が老化現象で薄くなったり、後方へ突出し、同時に上下の脊椎骨にも変形が起こって脊髄や神経を圧迫するものを変形性脊椎症という。脊椎の横断面では正常ではハート型の脊椎管の中に脊髄がゆったりと入っている。脊椎管の前後径が生まれつき短い脊椎管狭窄症（脊柱管狭窄症）では、若いうちから脊髄は窮屈なスペースに閉じ込められている。このため、少しでも脊椎に変形が起こると、すぐに症状として現れやすい。

脊椎管（脊柱管）の前方で、椎体と椎体をつないでいるのが後縦靭帯である。ちなみに前縦靭帯は椎体の前にあるので、通常は神経症状とは無関係である。この後縦靭帯が骨化して後方の脊髄を圧迫するようになるものが後縦靭帯骨化症である。脊髄の圧迫症状が徐々に進行し、下肢の感覚障害や歩行障害が現れる。

脊椎管（脊柱管）の後方で、上下の脊椎骨をつないでいるのが黄靭帯だ。ときにこの黄靭帯に骨化あるいは石灰化が起こることがあり、この場合もしだいに脊髄が圧迫されるようになる（黄靭帯石灰化症）。

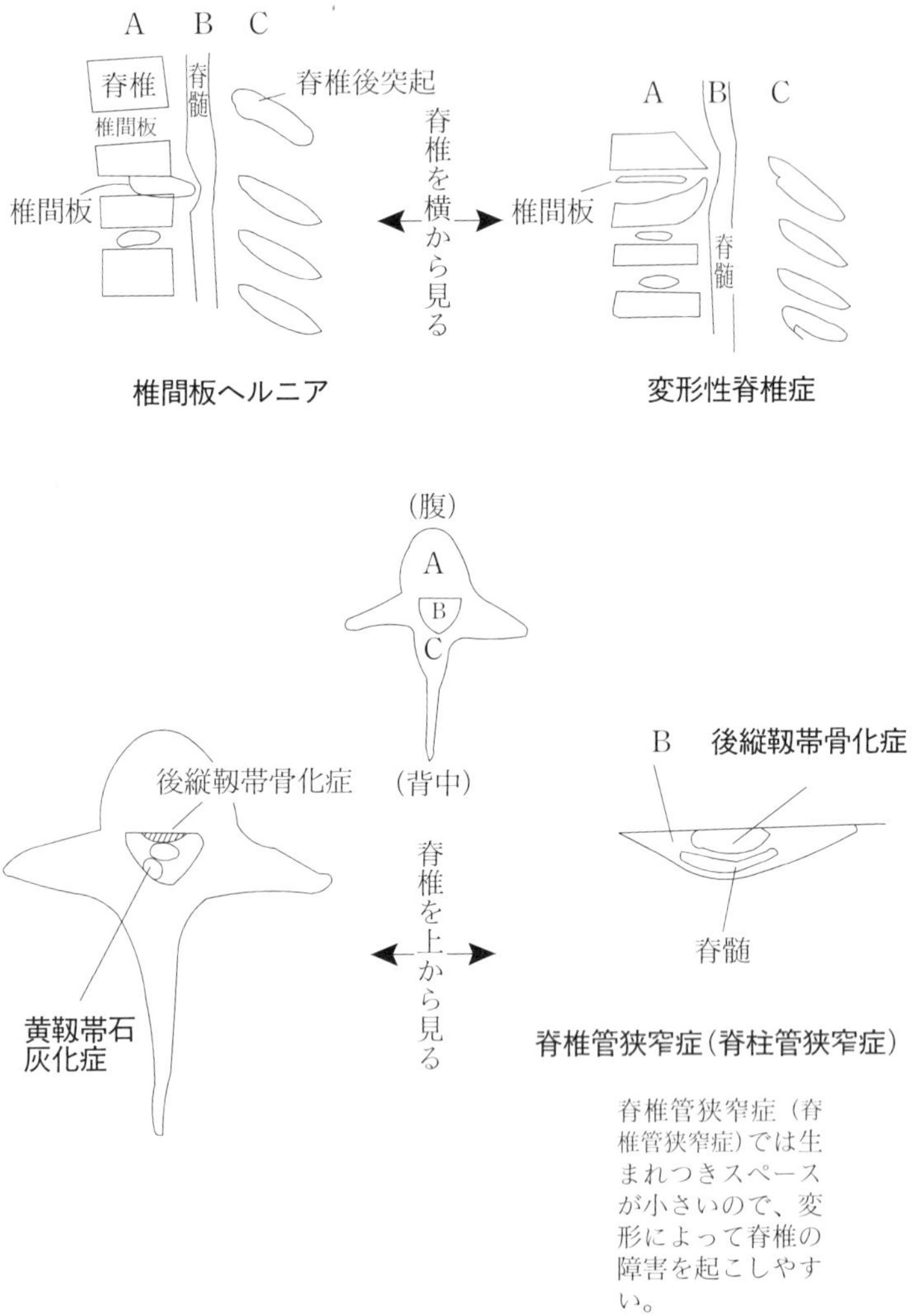
A　B　C
脊椎
脊髄
椎間板
脊椎後突起
椎間板
脊椎を横から見る
A　B　C
椎間板
脊髄
椎間板ヘルニア
変形性脊椎症
(腹)
A
B
C
(背中)
後縦靱帯骨化症
黄靱帯石灰化症
脊椎を上から見る
B　後縦靱帯骨化症
脊髄
脊椎管狭窄症（脊柱管狭窄症）
脊椎管狭窄症（脊椎管狭窄症）では生まれつきスペースが小さいので、変形によって脊椎の障害を起こしやすい。

図11.　脊椎の病気のいろいろ

変形性頸椎症では、まずこれらの異常をX線検査で明らかにすることが基本である。神経学的な検査では、腱反射《けんはんしゃ》が重要だ。前出のように、腱反射は腱をたたき、その腱に関係する筋肉の収縮を見る。末梢神経障害では反射が低下ないし消失することはすでに述べた。では、脳や上部の脊髄の障害ではどうだろうか？

神経系は一般に、上位の構造から、下位の構造が抑制、つまりマイナスの影響を受けている。もし上位の構造、たとえば大脳や脊髄の上部が機能しなくなると、下位の構造はマイナスの影響がなくなって、いわば糸の切れたタコ状態になる。これを反射の亢進と呼ぶ。

変形性脊椎症では、障害のある脊髄の高さでは腱反射が消失し、障害のある脊髄より下部では、腱反射が亢進する。たとえば第七／八頸髄の障害では上腕二頭筋の反射、つまり肘の屈側をたたいて腕が屈曲する反射は正常だが、上腕三頭筋の反射、つまり肘の伸側をたたいて肘が進展する反射は消失する。頸椎では脊椎椎体骨の番号よりも二個下の頸髄が障害されるので、脊椎X線では、第五／六頸椎に変形が見られることになる。逆に第六頸椎の椎体に異常があれば、同じ高さにある第八頸髄の障害が起こる。

画像診断では、X線CTとMRIが重要だ。これらの検査で脊椎、脊髄を輪切りにした画像が得られる。特に脊髄がどのように圧迫を受けているかを知ることができる。

脊髄腔内にヨードの入った造影剤を注入してX線写真を撮るのが脊髄造影だ。脊髄造影によって、脊髄がどのように圧迫されているかを正確に知ることができる。この脊髄造影後にあらためてCT撮影を行うのがミエロCTと呼ばれる検査で、手術の必要性を決定するためにはどうしても必要だ。

変形性脊椎症の治療

変形性脊椎症の診断が下されたからといって、すぐに手術が行われるわけではない。

脊椎が変形するのは加齢とともに無理な力が脊椎に加わったためであり、特に長時間のうつむき姿勢や、重い荷物を持つ力仕事がよくない。

そこで、変形性脊椎症と診断された場合、まず行われるのが安静療法だ。つまり、重い物を持たない。力仕事をしないことが大切だ。どうしても荷物を持つ必要のある買い物の場合には、車のついた買い物バッグを使う、長時間のうつむき姿勢を避け、可能な限りネックカラーをして首の無理な屈曲を避ける。枕が高いと、寝ている間中首が強く屈曲することになるので、なるべく枕は低く、柔らかいものを使用する。こういった日常生活上の注意が意外に重要であり、これだけで軽快することも多い。

このような安静療法で軽快しない場合は、薬物療法を併用する。神経の栄養剤であるビタミンB_{12}、ビタミンEなどが普通は使われる。特にしびれ、痛みの強い場合には、ダーゼンなどの抗炎症剤、あるいは湿布薬が使われる。逆に、ネックカラーなどの安静療法で軽快しないような場合は、手術しても効果がないことが多い。つまり、進行は止められるにせよ、もとの正常な状態にまでは戻らない。

安静を保っても軽快が見られない場合、特に歩行障害が始まっているような場合は、手術がやむをえない。手術には二つの方法があるが、脊椎管狭窄症（脊柱管狭窄症）では脊椎の後方を切り、脊椎管（脊柱管）を広げる方法である。これを椎弓切除術という。この方法は侵襲が少ない。

もう一つの手術方法は脊椎を腹側から入って、圧迫している脊椎骨を全部取り除いてしまう。この手術は手技が難しいが、治療に関しては完全を期待することができる。ただし骨をかなり取り除くことになるので、頸椎の安定性を確保するために、大腿骨など他の部位の骨を削り、頸椎の前にあてがうことが多い。特に後縦靱帯骨化症の場合には、頸椎の一部を切り取るラミネクトミーでは十分な効果が得られず、腹方から手術に入って、脊髄を圧迫している骨全体を取り除くことになる。

一方、脊髄の後方から脊髄を圧迫している黄靭帯の骨化症、あるいは石灰化症では、骨化したものがあたかも良性腫瘍のように脊髄を圧迫する。この場合にはやはり圧迫している骨自体を手術で取り除き、圧迫を効果的に取り除くことが必要である。

変形性脊椎症の手術効果はどの程度だろうか。基本的に、手術したからといって、まったくもとに戻るわけではない。いうなれば、それ以上の増悪をストップする効果を期待しているだけである。その意味で、歩行障害が始まったケースではなるべく早く手術に踏み切るべきである。

後縦靭帯骨化症の陰に糖尿病あり

脊髄は背骨の中にあるトンネルの中を通っている。このトンネルを縦切りにして左横から見てみよう。トンネルの前側（おへその側）を内張りしているのが後縦靭帯、後ろ側（背中側）を内張りしているのが黄靭帯だ。この後縦靭帯が骨に変わって増大していく病気を後縦靭帯骨化症という。脊髄の通っている空間が骨によって狭くなるので、あたかも脊髄に腫瘍ができたかのように、徐々に脊髄障害を起こす。ただ、不思議なことに、すぐに症状が出るもの（症候性後縦靭帯骨化症）と、いつまでたっても症状が進まないもの（無症候性後縦靭帯骨化症）の二種類がある。これはまるで天国と地獄ほど違う。一例を見てみよう。

＊六十歳の男性Aさん

半年前から足が重くなり、しびれてきた。最初は走りにくいことに気づいたのだが、やがて歩いていても、ぎくしゃくするようになった。出勤して歩いていても周りの人にどんどん追い越されてしまう。階段の昇降では、まず手すりに視線がいくようになった。特に降りるときが怖い。足の突っ張りが気になるようになり、神経内科を受診した。レントゲン撮影で首の骨に後縦靭帯骨化症があることがわかった。ＭＲＩで確定診断され、整形外科に転科して手術をした。手術後は以前と同じように楽に歩くことができるようになった。

＊六十一歳の男性Bさん

軽い手のしびれがいつとはなしに起こるようになった。変形性頸椎症を疑われてレントゲンを撮ったところ、頸椎に後縦靱帯骨化症があることがわかった。脊椎は骨化した後縦靱帯でぺちゃんこに圧迫されているが、脊髄障害の症状、たとえば足の筋力低下や腱反射の亢進などが見られない。歩行障害はもちろんなかった。骨の病気はあるものの、症状があまりに軽いので、しばらくようすを見ることとした。それから十年を過ぎたが、依然として同じ状態であり、元気に散歩をしている。

Aさんは症候性、Bさんは無症候性である。では、どうしてこんな違いが生まれるのだろうか。Aさんの場合は、骨化した靭帯が棘のように脊髄の入っているトンネルに飛び出しており、首を屈伸するたびに脊髄を圧迫していた。これに対して、Bさんの場合は脊椎の内側、つまりトンネルの内側をがっちり補強するかのように骨ができており、首を屈伸してもここだけは一塊の固まりとなっていて動かず、逆に脊髄を保護するようになっていたのだ。

脊髄障害は一般にはゆっくりと進行する。下肢から始まって次第に上肢におよぶ感覚の障害、運動の障害が多い。運動障害は痙性対麻痺といって、足が硬くこわばってしまう。進行すると、膀胱直腸障害が始まる。診断はレントゲン、CT、MRIや脊髄造影検査を行う。患者の三分の二には糖尿病ないし糖尿病の予備軍(耐糖能異常)が見られるので、血糖値の検査を行う必要がある。治療は症候性では手術が原則である。日常生活では、重い物を持たないようにし、枕は低く柔らかい物とする。

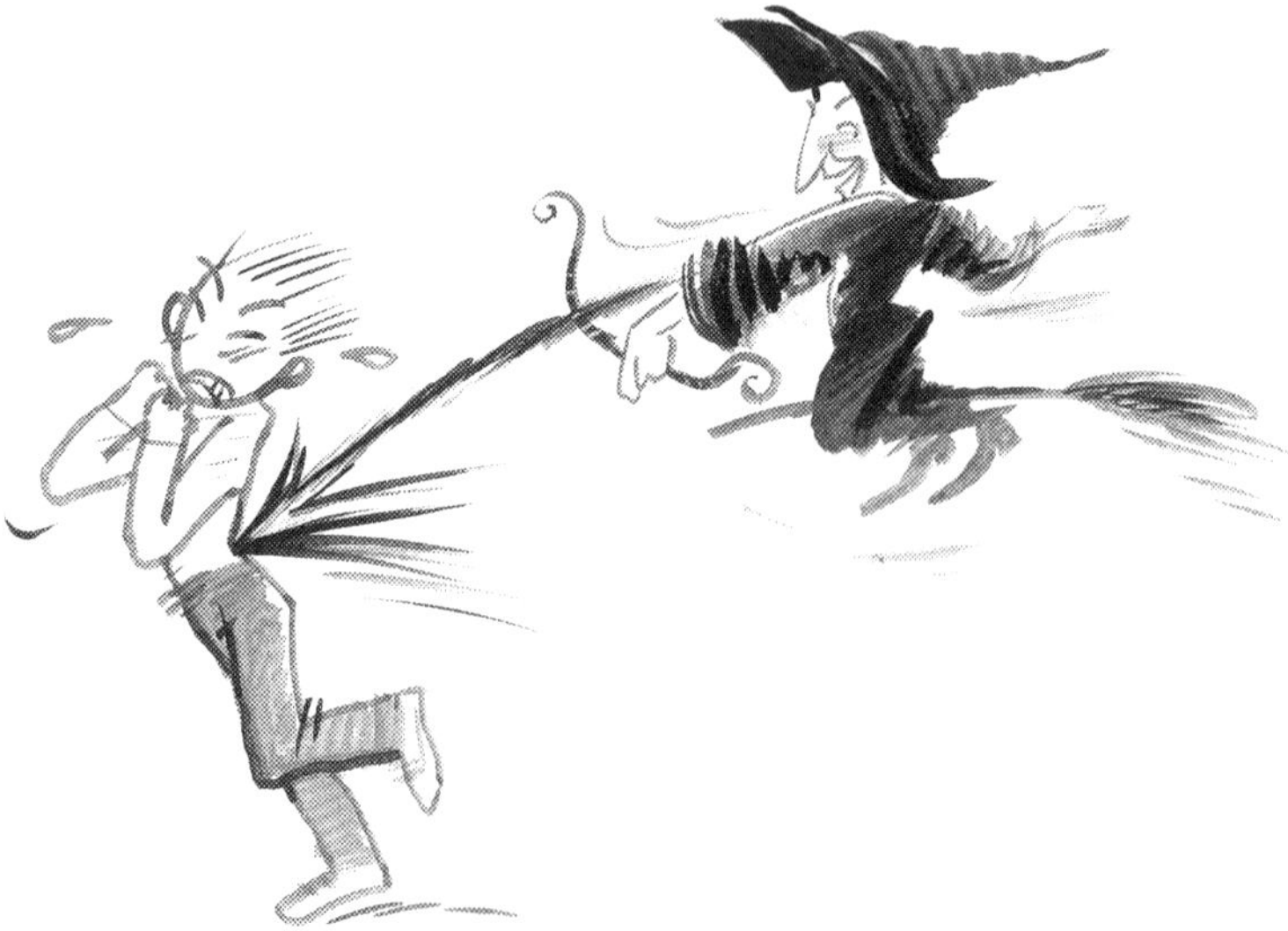

小脳の病気

脊髄《せきずい》小脳《しょうのう》変性症《へんせいしょう》

いつとはなしに千鳥足になる病気

酒を飲みすぎ、右へよろよろ、左へよろよろと、千鳥足で歩いた経験はないだろうか。小脳は手足あるいは眼の運動を制御している。たとえば、ポケットに手を突っ込んで、コインを取り出すことを考えてみよう。われわれの意識には、お金を取り出そうという考えが浮かぶ。腕を少し持ち上げ、肘《ひじ》を六〇度の角度に曲げ、手先がポケットに達したら、徐々に肘の角度を大きくしてポケットに手を入れる。ついで肩を下げて、腕を下ろし、手がお金にたどり着いたら大きさを確認し、指でつまみ、肩を少し持ち上げるとともに肘の角度を小さくしていく……、こういった運動は通常は意識には上らず、小脳が自動的に制御してくれている。いちいち頭で考えて運動を行っていた日には、一日が一〇〇時間あっても会社にたどり着くのさえ容易ではない（右足を上げて、膝を曲げうんぬんかんぬん……）。

ことほどさように小脳は大変な仕事をこなしているのだが、この働きが徐々に悪くなっていく病気があり、これを脊髄小脳変性症という。酒を飲んで千鳥足になるのは、小脳の機能が一時的に麻痺するためだが、この病気は小脳そのものが徐々に麻痺し、萎縮していく大変な病気である。これはパーキンソン病、筋《きん》萎縮《いしゅく》性《せい》側索《そくさく》硬《こう》化《か》症《しょう》などとともに、厚生省が難病に指定しているほどだ。

脊髄小脳変性症を定義すると、運動失調を主な症状とし、病理解剖では小脳やこれに関連する神経の通り道が変性していく病気であり、しかもその原因が不明なものをさす。

明らかな原因があって小脳機能が衰えるものには、たとえば慢性アルコール中毒やある種の癌の場合がある。しかし、このように原因が明らかなものは変性症とはいわず、それぞれの病気による小脳失調症と呼ばれる。

小脳失調症状を起こす病気はたくさんあり、それを正確に鑑別することがまず大切だ。もっとも重要なポイントは、発病のしかたである。つまり、いつとはなしに始まり、発病したあとも同じようなゆっくりしたペースで、しかも決して軽快せず、悪くなる一方であれば脊髄小脳変性症をまず考えたい。これに対して、ある日突然歩行が千鳥足になり、それも特に右、あるいは左の一方が悪い。発病したあとは少しずつ回復してきたというのであれば、脳梗塞など脳の血管障害を考えやすい。さらに、ある日急に歩行がふらつくようになり、そのうちに視力も一時的に低下した。やがて一、二週間で自然に治ったが、一年ほどして再び歩行が危なくなり、ろれつも回らないというのであれば、再発を繰り返す点から、多発性硬化症が疑われる。原疾患も重要だ。たとえば大酒飲みがだんだんと歩行やしゃべり方がたどたどしくなってくればアルコール性小脳失調症であろうし、たばこ、高血圧、糖尿病などがある人に歩行障害やろれつの障害が現れれば、多発脳梗塞をまず考えて検査を進めることになろう。

脊髄小脳変性症はどんな病気だろうか？

五十四歳の会社員Aさんはある年の九月にいつものように自転車に乗っていたところ、バランスを崩して転倒してしまった。このころから、接待のゴルフでも球が思うように打てなくなった。通勤の途中、段差でつまずくことが多くなった。不安になってある大学病院を受診したが、検査では異常なく、年のせいでしょうと言われてほっとした。しばらくして取引先と話をしていたら言葉のろれつが回りにくいことに気づき、だんだんとしゃべるのがいやになった。普通に歩いていてもふらつくことが多くなり、別の大学を受診。片足立ちでふらつきがあり、筋肉の硬さを指摘された。特に手足にはふるえはなかったが、パーキンソン病と診断されて、メネシットやアーテンを処方された。ところがクスリは排尿困難や足のむくみなどの副作用が出るばかりでちっともふらつきは治らず、通院をやめてしまった。いろいろな人に聞いて漢方薬や鍼治療を半年ほど行ったが、いっこうに改善しなかった。翌年の九月になり、日赤医療センターの神経内科を受診した。

診察すると、仮面様の顔つき、小刻みな歩き方、突進現象などのパーキンソン症状もあるものの、ふるえはまったく見られなかった。むしろ運動をスムーズにできず、手が揺れてしまう。人さし指で鼻の頭を触ってもらうと、あらぬ方向へ指が揺れて動いていってしまう。歩行は両足を広げて、しかも千鳥足である。両足をつけると不安定になって倒れてしまう。脳のMRIを撮ったところ、小脳と橋という部分が著しく小さくなっていた。診断は脊髄小脳変性症の一つであるOPCA（オリーブ橋《きょう》小脳《しょうのう》萎縮《いしゅく》症《しょう》）だった。この病気はときとしてパーキンソン病に似た症状で発病するので、診断がなかなか下せないことが多い。病気が進むと排尿障害や排便障害を起こしたり、立ちくらみなどの自律神経症状が前面に出てくることが多い。

　脊髄小脳変性症にはいろいろな種類がある。小脳だけがやられるものは小脳《しょうのう》皮質《ひしつ》萎縮《いしゅく》症《しょう》といって中年以降に発病し、ゆっくりと進行する。家族性、遺伝性のものもあれば、そうでないものもある。小脳の症状として歩行のふらつき、ろれつが回らないなどの症状が少しずつ進行するが、命には別状はない。これに対して先に紹介したオリーブ橋小脳萎縮症では小脳症状に加えてパーキンソン症状や自律神経症状が現れる。歩行障害から寝たきりになり、肺炎を合併することが多い、怖い病気だ。

　家族性《かぞくせい》痙性《けいせい》対《つい》麻痺《まひ》は遺伝性の病気である。十代に歩行がぎこちなくなって発病する。両足を突っ張るように歩くのが特徴で、小脳症状は普通は見られない。徐々に進行して五十代になるとだんだん歩行が困難になり、寝たきりになることが多い。フリードライヒ病は十代に発病し、ふらつき歩行が特徴だ。膝蓋腱反射《しつがいけんはんしゃ》は消失し、振動覚などの深部感覚障害がある。

脊髄小脳変性症の診断、リハビリ、治療

脊髄小脳変性症にはいろいろな型があるが、近年になって遺伝するものの原因が次々に明らかになってきた。特に常染色体優性遺伝をする脊髄小脳変性症は一型（眼球運動の障害、視神経の異常、痴呆、筋萎縮をともなう）、二型（網膜の異常をともなう）、三型（小脳だけの障害）がある。そのうち一型はさらに数種類に分かれていて、タイプ一は第六染色体、タイプ二は第一二染色体、タイプ三は第一四染色体、タイプ四は第一六染色体にそれぞれ異常が見つかった。その異常は遺伝子を構成するヌクレオチドの異常な繰り返し（ＣＡＧが異常に繰り返す）による。このように、脊髄小脳変性症の原因は遺伝子の異常によることが明らかにされているが、残念なことに、これらの発見は治療には結びついていない。

パーキンソン病のようにドーパミンなどの物質を作り出す部分が障害されるなら、その物質を代わりに処方すればよい。ところが、その物質が働くべき脳（この場合は小脳）が障害されてはどうにもならない。そういう意味で、脊髄小脳変性症は難しい病気だ。

診断にはＭＲＩがもっとも有効である。これによって小脳の障害の状態、橋や脊髄の状態を正確に知ることができる。ただし、似たような失調症を生じる病気が多数あり、これを正確に診断する

ことが大切になる。末梢神経障害で失調を起こすものとしては、アルコール中毒、スモン、糖尿病、尿毒症、アミロイド症、その他の多発神経炎がある。脊髄の障害で失調症を起こすものには脊髄の梅毒（脊髄癆《せきずいろう》という）、スモン、ビタミンB_{12}欠乏による脊髄変性症などがある。内耳にある平衡神経の障害によってふらつきを起こすものには、ストレプトマイシンやカナマイシンなどの抗生物質の薬害、前庭神経炎《ぜんていしんけいえん》があげられる。さらに小脳をおかすものとして慢性アルコール中毒、抗てんかん薬の中毒、有機水銀中毒を念頭におかねばならない。

「小脳失調症は月曜日に悪くなる」とは、昔からよく知られた事実だ。小脳というのは学習効果が優れた臓器である。同じことを繰り返して行うと、だんだんとうまくできるようになるのはそのためだ。これは小脳失調の患者さんでも同じことで、最初はふらついているが、繰り返し練習するとあまりふらつかずにできるようになる。会社に毎日通うと、週の後半にはかなり具合がよくなる。ところが、日曜日に一日中のんびりしているともういけない。翌日の月曜には再びふらつきがひどくなるのだ。この意味で、散歩などのリハビリはとても大切だ。

治療薬としては、脳下垂体ホルモンのヒルトニンがある。これは小脳内の代謝を改善する薬剤で、二週間連続して筋肉注射をすると中等度以上の改善度で、晩発性《ばんぱっせい》小脳《しょうのう》皮質《ひしつ》萎縮症《いしゅくしょう》一五%、オリーブ橋小脳萎縮症一三%、脊髄小脳萎縮症八%とされている。軽度改善は五〇%前後に見られ、現在のところ唯一の治療薬となっている。

てんかん

てんかんとはどんな病気だろう？

＊三十歳のＯＬ、Ｂさん

昨晩は同僚と遅くまで飲み歩き、睡眠不足気味だった。いつものように通勤途上、電車の中で、ピカッ、ピカッと光が点滅する感じがやってきた。「ああ、またやってきた。これはちょっと危ないな」と思ったが、ふと気がつくと救急隊員が心配そうにのぞき込んでいた。「もう大丈夫ですから」「でも、一応診てもらわないと。だいぶ全身けいれんがひどく続いていたようですよ」そういえば倒れて腕を打ったらしく、シクシク痛む。頭もガンガン痛む。救急車で病院へ向かうとき、ピーポーピーポーという音が妙に悲しく響いた。病院に着くころにはもうすっかりよくなったが、まだ頭がガンガンと痛んだ。もうこんなことが始まって、何年になるのだろう？　いつまでこんなことが続くのだろう、と考えているうちに、涙がＢさんの頬を伝うのだった。

てんかんは、脳の神経細胞が繰り返し過度に興奮して、いろいろな症状を起こす病気である。たとえば熱性けいれんや脳炎でもけいれんが起こるが、これはそのときだけの症状なので、てんかんではない。ただし、脳炎の後遺症でけいれんが繰り返して起こるようになれば、これはてんかんである。

てんかんは、決して珍しい病気ではない。人口の〇・五パーセントとされており、日本人の五〇万ないし一〇〇万人もの多数がこの病気で苦しんでいる。人種や地域の差はない。どの年齢でも発病するが、約半数は十歳前、三分の二は二十歳前に発病する。

てんかんの原因はさまざまだが、ある程度は発病年齢と関係がある。乳児、あるいは幼児期に発病するものは、妊娠中、あるいは出産前後に血液が脳に十分に行かなかった場合や、脳の損傷、脳の奇形、生まれつきの代謝障害（血液酵素異常など）が多い。小児期に発病するものは、出産前後の異常のほか、髄膜炎や脳炎の後遺症、遺伝性のもの、脳の外傷によるものが多い。二十代以降の発病は脳腫瘍が多く、五十代以降は脳卒中によることが多い。遺伝性のてんかんはむしろまれである。

てんかんが発病したとしても、悲観するにはおよばない。現在は治療も進歩しており、十分にコントロールができるからである。実際に、約八割の患者さんは発作をコントロールでき、社会生活に適応している。このように大多数の患者さんは睡眠時間、禁酒、服薬を守ればほとんど発作を起こさずに一生を終えるのが現実である。冒頭のBさんのようなケースは症状が重症なのではなく、単に治療が不適当なだけであり、きちんと生活環境を整えれば発作は予防できるものだ。

難治性てんかんとなるのは、脳に結節や腫瘍が多発する結節性硬化症《けっせつせいこうかしょう》や脳の奇形、出産前後の重症の脳障害などであり、小児期からすでに発作のコントロールが不良になり、精神的に荒廃していく。このようなごく一部の悲惨な患者さんがてんかん患者一般に対する社会の偏見をいまだに形成している。早く誤解を解きたいものだ。

てんかんの診断と重症度

てんかんは決して珍しい病気でもないし、治療が難しい病気でもない。ただし、よい治療をするには次に述べる検査をふまえた正確な診断が必要だ。

①脳波

もっとも大切な検査が脳波検査である。発作のないときに検査をすると、基礎波（背景波ともいう）が不規則である。正常では目を閉じた状態ではアルファ波といって、毎秒八ないし一三回の規則正しい波形が見られるのだが、早い波が出たり、遅い波が出たりと、乱れがある。ときには大きな尖った波（スパイク）が出たり、スパイクに続いて大きなゆっくりとした波（徐波）を見ることもある。異常な波形を見いだしがたいときには深呼吸や光刺激を行う。深呼吸をすると血液中の炭酸ガスが減り、脳の血管が収縮するので脳の神経細胞に不利な条件となり、発作の波が出やすくなる。また、毎秒数回から十数回の光の点滅で刺激すると、これに応じて脳波にスパイクを見ることもある。てんかんの患者さんはこのように光の点滅による刺激を受けやすいので注意しなければいけない。テレビ漫画で赤と青の点滅を見つめていてけいれん発作を起こした事件も思い起こされる。点滅でなくとも、強い光の刺激は神経細胞を強く刺激するのでよくない。てんかんの治療がうまくいくと、脳波の異常な波形が減り、やがてほとんど正常の波形に変わっていく。

②ＣＴ、ＭＲＩ

脳腫瘍や、脳梗塞からけいれん発作が起きることがあり、この検査のためにＣＴやＭＲＩといった検査が必要だ。これ以外にもいろいろなてんかんの原因となる病気が見つかることもある。亡くなってから脳の解剖をすると約四分の一の患者で外傷による傷跡が見つかる。これ以外にも側頭葉に病変があることもあり、ＭＲＩなどの検査が大切だ。

③ＳＰＥＣＴ

これは放射性同位元素を注射して、脳の血液の流れを調べる検査である。異常な部位があると、そこだけ血流が低下するので、診断が容易だ。

④血液検査

初めてけいれんを起こした場合は、てんかんと診断する前に血液異常のチェックが必要だ。たとえば血液のカルシウムが低下したり、血糖値が低下すると、それだけでけいれんを起こすからだ。

⑤髄液検査

血液検査と同様に、初めてけいれんを起こした場合はヘルペス脳炎など重大な病気でないことを確認する。

てんかんの重症度は次のようになる。

軽症――患者の五〇～六〇パーセントを占める。抗てんかん薬を服用すれば、あるいは服用しなくても、睡眠を十分にとり、禁酒など生活上の注意を守るだけで、発作が五年間以上生じないもの。

中等症――三〇～四〇パーセント。薬物の血中濃度を保ち、十二時前に床に入るなど睡眠を守り、禁酒、過労を避けるなど生活上の注意を守れば発作を予防できるもの。

重症――一〇パーセント以下。抗てんかん薬の常用量を服用しても発作を予防できないもの。過労や飲酒時だけ起こるものは中等症である。

てんかんの症状

㈠大発作

てんかんというと、意識を失い、倒れてけいれんする姿を思い浮かべるのが普通だろう。これを大発作《だいほっさ》、専門用語では全般性強直間代発作《ぜんぱんせいきょうちょくかんだいほっさ》という。この発作のようすについて、少し詳しく説明したい。

まず、前駆発作《ぜんくほっさ》（少し前に起こる発作）として、光がチカチカする感じ、焦げたようなにおいがするなどが見られる。大発作は強直性発作で始まる。つまり、両眼が上を向き、両腕を曲げるか突っ張り、両足は強く突っ張る。この突っ張り発作（強直性発作）の間は、声を出すことはないが、ときには、「うーん」と、うなることはある。

約三十秒ほどすると、リズミカルな屈伸運動が現れる。とみるみるうちに、大きなけいれん発作に移る。これは全身をガクンガクンとけいれんする発作である。けいれん発作（間代性発作《かんだいせいほっさ》という）は二、三分続くが、少しずつ小さくなっていく。けいれん発作が眼に見えなくなると、いびきをかいて寝始める。さらに二十分もすると、自然に目が覚めるが、このとき頭がガンガン痛むことが多い。

クスリを飲んで発作が収まってくると、大発作まではいかないが、その部分的な症状が時々起こることがある。これにはたとえば、

①一過性に意識をフッと失う発作、②数秒間声が出なくなる発作、③突然どこにいるのかわからなくなる発作、④会話中に突然反応がなくなり、同じ動作を繰り返す発作、⑤立っているときに突然力が抜け、倒れる発作、⑥座っていて、突然上半身をガクンと前に倒す発作、⑦手足をビクッと動かす発作、⑧額を中心に、ギューッと押されるような感覚の頭痛発作、⑨ピカピカと光を感じる発作などがある。

㈡部分的な全身の発作

大発作まではいかないが、クスリを飲む飲まないに関係なく、いつも同じ部分的な発作を起こすことがある。これには、一過性に意識を失う発作、手足が突然ビクッとするけいれん発作、手足が

ガクガクとふるえるけいれん発作、手足を突っ張る発作、突然力が抜けて崩れ落ちる発作、突然体の動きが止まり、ジーッとしている発作などがある。

㈢未成熟な脳に起こる全身の発作

一歳から十二歳ころまでは脳も未熟なので、同じようにてんかん発作を起こしても、大発作まで至らず、部分的な症状、あるいは特殊な症状となる。脳が成長するにつれて、大発作になってくることが多い。

㈣部分的な発作

これには意識障害を起こさないものと、意識障害を起こすもの、さらに大発作が誘発されるものの三種類がある。特に有名なものとして、側頭葉てんかんがある。これは側頭葉の障害で起きるてんかんで、精神運動発作とも呼ぶ。においや懐かしい感じを前兆として、もうろう状態となり、じっと前を見つめる。もぐもぐ口を動かす。衣服を無意味につまむなどの自動運動が起こる。三十秒から二分で自然に回復するが、その間の記憶はない。

失神とてんかん、どう違うの？

失神は、低血圧や低血糖など、脳の栄養が十分に得られなくなったときに、意識を失う発作である。たとえば、小学校の朝礼の最中、だんだん気分が悪くなり、冷や汗が出てくる。がまんをしているうちにもうろうとなり、崩れるように倒れる。手術の場面を見ていたら、だんだん気分が悪くなり、顔がまっさおになって冷や汗が出てくる。それをがまんして立っていたら、気がついたら床にバッタリ倒れていたなどの意識消失発作は、失神の典型例だ。

てんかんの場合は、発作は姿勢を問わずに急激に起こり、この結果頭をひどく机にぶつけたり、尿失禁をしたり、舌をかむなどのことが起こりやすい。発作のあとは三十分ほどもうろうとし、意識がなかなか回復しない。

これに対して、失神は気分が悪くなる、顔色がまっさおになる、冷や汗が出る、バッタリと倒れるといったように、ゆっくりと起こる。けがをすることは少ないし、けいれんがあるにしても、倒れてから二、三回あるだけだ。意識はすぐに回復するし、そのあとに頭痛を覚えることはない。

原因としてもっとも多いのは、心臓のリズムをつかさどる迷走神経が緊張するためである。たとえば、けがをして痛いとか、怖い場面を見たあとなどに心臓の脈が遅くなり、顔色がまっさおになる。すぐ横になればよいのだが、立っているとそのままバッタリと倒れる。

二番目に多いのは起立性低血圧だ。これは立ち上がると血圧が下がってしまう症状をいう。軽ければ立ちくらみですむが、あまり血圧が下がりすぎると意識を失う。

そのほか、心臓の不整脈や、脈が遅いことから失神することがある。

排尿失神というものがある。五十歳前後の男性が酒を飲んでいい気持ちになって寝る。深夜になってふとおしっこがしたくなり、起き上がる。トイレで立って排尿をしているうちに力が抜け、めまい、冷や汗が起こり、さらに崩れるように倒れる。これは脈が遅くなることや、起立して血圧が下がること、ぼうこうの緊張が緩むことによる。

心臓の不整脈があると、突然失神を起こすこともある。たとえば立っているときに心臓が八秒間止まると、あるいは横になっているときに十二秒間止まると失神を起こす。

こわい失神もある。女性であれば子宮外妊娠で破裂すると、また交通外傷でおなかの中に出血すると、あれよあれよという間に血圧が下がり、意識が薄れていく。救急部に到着したときにはもう顔色が青ざめるどころではなく、まっしろになっていることが多い。一刻も早く点滴、手術をしないと生命が危ない。血糖が低くなって失神することも多い。特に食事をせずにアルコールを飲みすぎると、血糖が下がることがあり、ほうっておくとけいれん、さらに植物状態になることすらある。酒を飲むときはなにかを必ず食べること。

てんかんの治療、クスリはいつやめられるか?

てんかん治療の目的は、適当なクスリの内服によって、副作用を起こさずにてんかん発作を消失させ、社会生活に復帰を果たすことにある。この治療の特殊な点として、非常に長い間、ときには数十年にもわたって定期的にクスリを飲む必要があることと、その間に飲酒、自動車運転、結婚、妊娠、出産などいろいろな問題に出会うことである。

一九七〇年代までは、一人の患者さんにいろいろな種類の抗てんかん薬を複数、かつ少量ずつ処方することが多かった。これは最近になって、①調合されたクスリがどれもこれも少なすぎて、有効な血中濃度に達しない、したがって効果が少ないこと、②逆に、慢性的なクスリの中毒作用がかえって強くなること、③クスリ同士の相互作用が複雑になって、お互いに打ち消し合うこと、④一つずつのクスリの効果がよくわからないこと、⑤この結果、発作がかえって悪化すること、などが明らかになった。現在ではなるべく一種類、多くても二種類のクスリで発作をコントロールしようというのが世界の趨勢だ。実際に、一種類のクスリによって、八〇パーセントの患者さんは発作をコントロールすることができる。残りの二〇パーセントではコントロールが困難なので複数のクスリが必要になるが、実際にはそのうちわずか一〇パーセントが発作を十分に抑えられるにすぎない。

抗てんかん薬を使うにあたり、重要なことがいくつかある。特に血液検査によって、血液中のクスリの濃度を調べることがなによりも大切だ。これにより、多すぎず、少なすぎず、適当な量のクスリを飲むことができる。また、脳波を時々チェックして、発作を起こす波が消えているかどうかを確認することも大切だ。

日常生活で大切なことが三つある。

まず第一には、クスリをきちんと飲むこと。これはあたりまえのようでいて、なかなか難しいことでもある。最近はプラスチックの箱で、月曜から日曜まで区切りがあって、あらかじめクスリを入れておけるようなものが市販されている。これを使うのも一案だ。

第二に大切なことは、禁酒である。アルコールを飲むと、神経細胞が過度に興奮するようになる。実際に脳の表面にアルコールを塗って、容易に発作を誘発することができる。てんかんでなくとも、慢性アルコール中毒の患者はしばしばけいれんを起こす。とにかく、一滴も飲まないことが大切だ。コーヒー、紅茶、緑茶、その他の飲み物はなにを飲んでも大丈夫。

第三に大切なことは、夜十二時までには床に入ること。睡眠不足と過労は発作を誘発しやすいからだ。こういったことをきちんと守れば、そう簡単に発作が起こるものではない。

では、クスリはいつやめられるだろうか？　経験によると、四年間発作がなく、脳波が良好な場合、三分の二がクスリをやめることができる。逆に言えば、三分の一には再び発作が生じる。職業にもよるが、発作がなくても、保険をかけるつもりでクスリを飲むほうが、筆者は安全ではないかと考える。そういうわけで、クスリをやめても定期的に医師とコンタクトをとることが望ましい。

てんかんは遺伝しない——妊娠とてんかん

てんかんは、基本的に遺伝しない病気である。

あまりに多くの悲劇が、戦前流布された迷信から起こっている。大多数のてんかんの原因は、出産前後の胎児の酸素不足、外傷により、あるいは小児期の頭部外傷、特に硬膜外血腫《こうまくがいけっしゅ》、さらに脳梗《のうこう》塞《そく》や脳腫瘍などによる。確かに遺伝するてんかんがあることも事実だが、これらは血液の酵素異常によるまれな病気である。えてしてこういう遺伝性疾患はコントロールが困難な重症てんかんであることが多く、誤解を助長しているのだ。

妊娠も、てんかんの患者が遭遇する困難な問題の一つだ。一例をあげよう。

＊二十五歳の女性Dさん

十歳のころから全身けいれん発作が時々あり、結婚を控えて相談にいらした。調べてみると、いろいろ多種類のクスリを合わせて出されており、そのどれもが有効な血液濃度に達していなかった。相談の結果、一種類のクスリを十分な量、飲むこととし、妊娠や出産は問題ないことをお話しした。そして、一年後と三年後にすばらしい赤ちゃんを出産したのだった。五年後の現在、優しいご主人と幸せな家庭を作っておられる。

ここで、正確な医学的知識を書いておきたい。

妊娠中は二分の一ないし、三分の一の例で、発作の回数が増加する。これは妊娠中に体重が増え、血液中のクスリの濃度が薄れることが原因とされている。

一九七〇年代にはフェノバルビタールやフェニトイン、プリミドンなどの多剤併用が行われていたが、このころには新生児の一〇パーセントに奇形の合併があり、特に先天性心臓病、顔面の奇形、精神遅滞が多かった。特にミノアレビアチンによる奇形合併が多かった。

一九八〇年代になってバルプロ酸やカルバマゼピンの単剤投与が一般的になり、これとともに先天奇形の発症率は五パーセントに減った。奇形の種類としては、脊椎分離症が多くなった。ここで間違えないでいただきたいことは、なんの病気もない女性の出産でも一定の比率で先天奇形があることだ。メイヨークリニックの統計によると、こういった抗てんかん薬服用者は、正常者の二倍の確率で奇形の出産を見るという。正確に言えば、二・五パーセントと五パーセントの違いだ。これを大きいと考えるか小さいと考えるかは意見の分かれるところだが、筆者はほとんど差がないと思う。要するに、九五パーセントにはなんの異常もないからだ。

むしろ、出産に影響があると恐れ、クスリを勝手に中止するほうが怖い。なぜかというと、妊娠、出産中はどうしても過労、睡眠不足におちいりやすく、なんの異常もない場合ですら、子癇《しかん》といって、けいれんを起こすほどだ。けいれんを起こせば血液の流れが滞り、胎児が酸欠状態になってしまう。この結果、胎児の脳障害を起こす危険が出てくるからだ。

では、運転はどうだろう?

てんかんの患者は、発作を起こしそうで危ないと予知できるのが普通だ。発作のコントロールが不十分なごく一部を除き、自動車運転にはまったく支障はない。むしろ失神によって交通事故、飛行機事故を起こしたケースの大半は、心臓病によることが明らかにされている。

ふるえ

ふるえを起こす病気のいろいろ

手足、ときには頭や口、舌などがふるえる病気がある。ふるえにはどんな病気があるのだろう？

＊四十歳の女性Aさん

結婚式の記帳が苦手だ。きれいに書こうとすればするほど、手がブルブルふるえてしまうのだ。最近ではいつも行くスポーツクラブの受付でサインをするときにもふるえが気になるようになった。そういうこともあって、最近はスポーツクラブにも行かなくなってしまった。ただ不思議なことに、布団の中に入ってじっとしているときや、いすに腰かけて手を肘かけにのせると、ふるえはピタッと止まってしまう。それに、大好きなビールを飲んで気分がよくなると、やはりふるえは完全に止まるのだった。そういえば、亡くなった父の手もふるえていた。神経内科で診察を受けたところ、病名は、本態性振戦《ほんたいせいしんせん》とのことだった。ここで、本態性というのは特に明らかな原因がないこと、振戦というのはふるえのことである。本態性振戦のふるえは毎秒十回前後で、安静時には止まるのが特徴だ。ある姿勢をとったときに起こるという意味で、姿勢時振戦ともいう。

＊五十歳の男性Yさん

いつとはなしに右手がふるえることに気づいた。夜布団に入っても、手がふるえている。妻によると、寝ているときは止まっているという。最近、歩き方がおかしいと会社の同僚に指摘された。出勤時に歩いていると、どんどん人に追い越されてしまう。便秘もひどくなった。神経内科で診察を受けると、医者は真剣な顔になり、パーキンソン病という診断をくだした。パーキンソン病のふるえは床に入って手の力を抜いているときでも、机の上に腕をのせていても続くのが特徴だ。これを安静時振戦という。

＊二十五歳の女性Cさん

大学時代はとてもテニスのじょうずな女性だった。最近になり、だんだんテニスがへたになってきた。とにかく球にラケットがあたらないのだ。とうとういやになってやめてしまった。そのころから、歩くときに、ときとして千鳥足のようにフラフラすることに気づいた。心配になって神経内科を受診したところ、小脳性運動失調という診断だった。原因は脊髄小脳変性症という神経の難病だという。小脳性運動失調の典型は、お酒を飲みすぎたときに起こる千鳥足だ。まっすぐに歩けず、右、左に揺れてしまう。小脳性運動失調では安静時に、あるいは一定の姿勢をとったときに手足が勝手にふるえるわけではない。運動の軌道がスムーズにいかず、上下左右に揺れてしまうのだ。

＊六十歳の男性Aさん

肝臓病で長年通院している。最近、手に持ったコップをよく落とすことに気づいた。しっかり持っていようとしても、力がフッと抜けてしまうのだ。病院で調べたところ、肝臓がとても悪くなっており、血液中のアンモニアが高値で、また脳波にも遅い異常な波が見られ、入院を勧められた。

このように、血液の異常から姿勢を維持できないものをアステリクシスという。このとき両腕を水平に広げていると、腕がガクッと落ち、次の瞬間また水平に上がる。あたかも鳥が羽ばたいているように見えるので、これを羽ばたき振戦ともいう。

本態性振戦――お年寄りのよいよい

本態性振戦は前項で述べたように、原因が特に明らかでないふるえをいう。

ふるえはある姿勢をとったときだけに現れ、布団の中で安静に横たわっていると、消えているのが特徴だ。横たわっていても、手を持ち上げるとふるえがただちに始まる。ふるえは毎秒七回ないし十回と、比較的早いリズムが特徴である。多くの場合は父や母、あるいは祖父母などに同様のふるえがある。体質が遺伝することから、家族性振戦という別名もある。

たいていの場合は二十歳ごろから軽いふるえで始まる。ときには六十歳を過ぎてから目だつようになることもあり、この場合は老人性振戦と呼ばれる。基本的には同じものである。昔よくいった、年寄りのよいよいは、この老人性振戦のことである。

本態性振戦のふるえは、特に手と頭に目だつことが多い。精神的に緊張すると、ふるえがよけいにひどくなるので、本人は大変つらいものである。意外なことに、酒に酔うと、うそのようにピタッとふるえが止まる。このことから酒を飲んで仕事をするうちに、慢性アルコール中毒になってしまう患者さんもいる。

アルコール中毒でも手にふるえが起こるが、メカニズムは本態性振戦と同じである。どちらにせよ、アルコールは厳禁だ。というのも、酔っているうちはよいのだが、醒めると前にもましてふるえがひどくなっていくからだ。

では、本態性振戦は特殊な病気なのだろうか？　実は意外なことに、誰にでもふるえはあるのだ。手の動きを増幅するアクセレロメーターという器械をつけて調べると、どんな人でも毎秒七ないし十回の細かいふるえがあることがわかった。ただ、ふるえの大きさが普通は小さくて、目に見えないだけなのだ。正常の人に見られるふるえを生理的振戦という。

治療は、まず禁酒だ。これは大変なことだが、いたしかたない。やめない限りは、ふるえはどんどんひどくなっていくからだ。

クスリは、βブロッカーというクスリと、マイナートランキライザーが有効だ。緊張するとふるえがひどくなるので、マイナートランキライザーはこの緊張を取り除く意味でも効果がある。

ただし、こういったクスリはいってみれば老眼鏡のようなものだ。クスリをきちんと飲んでいる間はふるえが小さくなっているが、クスリをやめるとまたもとのようにふるえ始める。幸いなことに、この病気はふるえだけであり、たとえば内臓の異常は起こらないし、歩行や知能などに影響することはまったくない。本態性振戦が始まったら、しかたがない。あまり気にせず、かといって飲酒はせず、ふるえと一緒に生きていくつもりになることだ。そうすれば過度に緊張することもなくなり、ふるえも軽くなる。

パーキンソン病

パーキンソン病はどんな病気だろうか？

パーキンソン（ジェームス・パーキンソン／一七五五〜一八二四）はイギリスの医師である。生涯を思いやりのある正義感に富んだ開業医として通したとされる。一八一七年に六例の症例を集めて出版したのが彼の有名な「振戦麻痺についてのエッセイ」だ。わずか六六ページの小さなパンフレットにすぎないが、パーキンソン病について余すところなく描かれている。

大脳と脊髄をつなぐ中脳には左右に二つ、肉眼で黒く見える部分がある。これを黒質という（図12）。

黒質ではドーパミンという物質が作られて、大脳の線条体《せんじょうたい》に運ばれる。線条体はドーパミンによって刺激され、体の運動を円滑に行わせる。

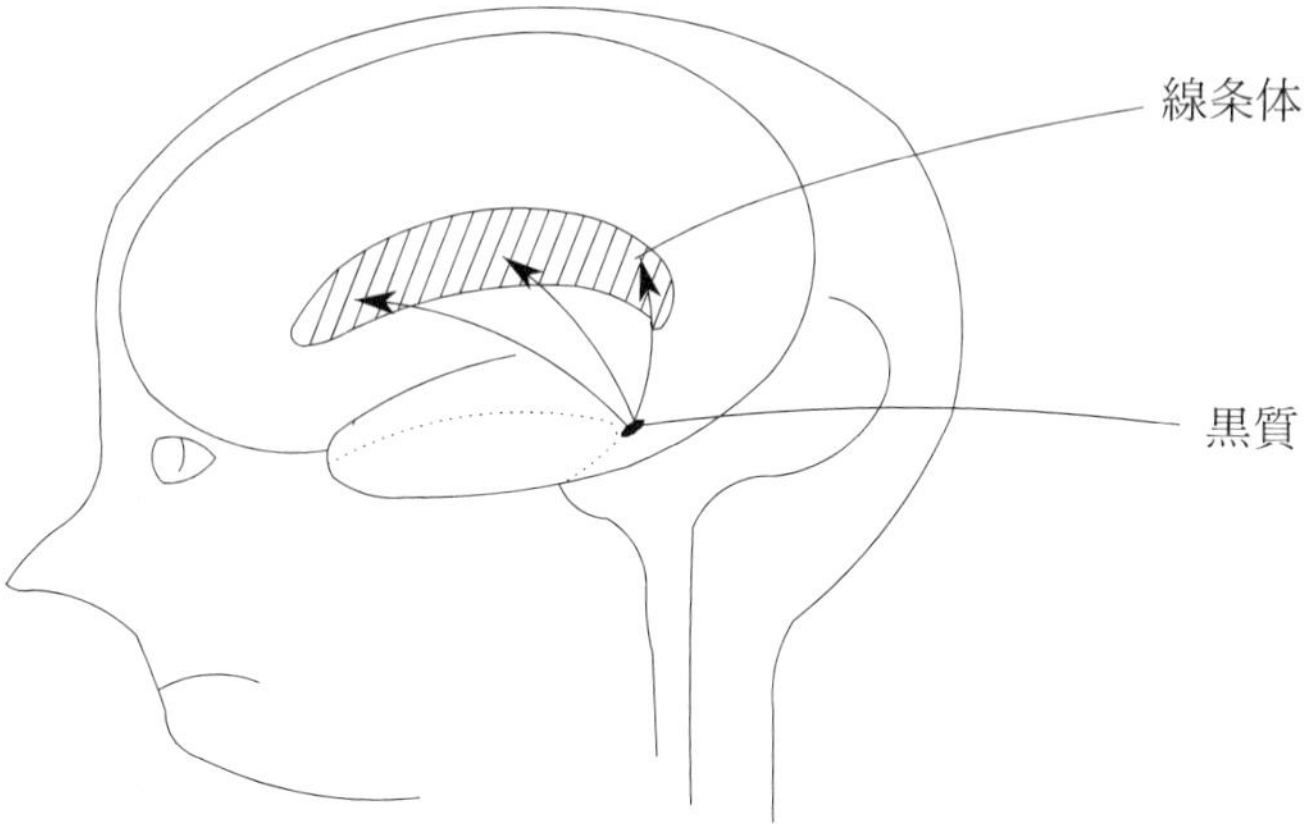

図12.　黒質とドーパミン

この黒質の働きがなんらかの原因で悪くなるとドーパミンが足りなくなり、線条体がうまく働けなくなる。すると手足にふるえが起こり、体の動きが鈍く、ぎこちないものとなる。これがパーキンソン病だ。

黒質の働きを悪くする原因がいろいろと知られている。たとえば、一酸化炭素、エコノモ脳炎ウイルス、MPTPなどだ。一酸化炭素中毒から回復したあとに、手足のふるえやぎこちなさなどのパーキンソン症状が始まることは珍しくない。

エコノモ脳炎は一九一〇年前後に世界的に流行した脳炎である。この病気にかかるとあたかも眠り姫のようにこんこんと寝たようになるので、嗜眠《しみん》性《せい》脳炎《のうえん》とも呼ばれた。脳炎から回復し、意識が戻ってほっとしたのもつかの間、手足のふるえ、こわばり、歩行障害などが現れた。有名な映画、『レナードの朝』は、このエコノモ脳炎にかかった一人の男の子と、その後のパーキンソン病の治療についてみごとに描きあげている。一見の価値はあるだろう。

　ＭＰＴＰが見つかったのはほんの偶然からだった。突然体がこわばり、まったく動けなくなった若い男性が入院してきたのがきっかけだ。よく調べると、麻薬中毒患者で、最近合成された麻薬を使ったとたんにパーキンソン病の症状が現れたのだった。同じような患者が次々に運び込まれ、その結果、麻薬の不純物として混入していたＭＰＴＰという物質が犯人とわかった。ためしに猿に注射してみると、たちまち猿がパーキンソン病になった。解剖すると、人間と同じように、黒質に強い障害が見つかった。驚くべきことは、ＭＰＴＰでパーキンソン症状が発病した人間も猿も、クスリをやめてももはやもとに戻らないことだった。

　これらは原因がわかっており、それによってパーキンソン病の症状が起きるので、ほんとうのパーキンソン病とは区別をして、パーキンソニズムと呼ばれる。

　ほんとうのパーキンソン病ではなにが原因となっているのかは、実はまだわかっていない。少数は遺伝性に発病する。しかしながら大多数の患者は遺伝とは関係なく、なんらかの原因で黒質の神経細胞が攻撃を受けるためだろうと考えられている。

パーキンソン病の主症状

パーキンソン病では、いくつかの特徴的な症状が見られる。中でも振戦、固縮、無動を三大徴候とも呼ぶ。やや専門的になるが、これについて詳しく説明したい。

①振戦

パーキンソン病で見られるふるえは、安静にしていてもふるえが持続するという特徴がある。前の章で述べた本態性振戦と大きく違う点だ。ふるえは最初は右手あるいは左手に始まることが多いが、右足や左足のこともある。このように左右差がある点も特徴的だ。ふるえは、初めは時々出没するだけだが、病気の進行にともなって持続的になり、反対側の手あるいは足にもふるえが出るようになっていく。手はあたかも烏口《からすぐち》のような形（ひとさし指から小指までの関節がまっすぐに伸び、親指と向き合う）になるので、ふるえはまるで指で丸薬を丸めているように見える（図13）。酒を飲んでも、横になって休んでも変化はない。ふるえのスピードはおよそ毎秒五回である。

②固縮

これは本人が自覚することは少ない。手や足の力を抜いてもらい、関節を曲げ伸ばしする。普通ならなんの抵抗もないのだが、固縮があると強い抵抗を感じる。この抵抗には二種類あって、一つはまるで鉛の細い管を曲げるように、最初から最後まで同じ力を要するもの。もう一つは歯車がクックックッと動くように、非連続的な抵抗を覚えるものである。これはふるえのあるなしには関係がない。

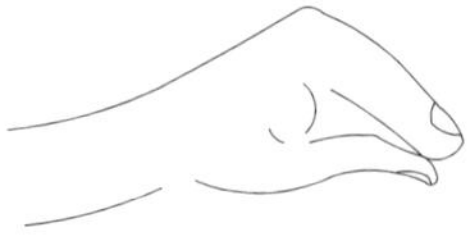

図13．　パーキンソン病の症状

③無動

パーキンソン病の患者さんがいすに座っているのを見ると、何分、何十分たっても、ジッと同じ姿勢をとり続けている。普通なら体がつらいのでいろいろと姿勢を崩したり、足を組んだり、座り直したりするものだが、それがない。これを無動という。まばたきの回数も減るし、歩行でも手を振らなくなる。

動作はとても遅い。いすからさっと立ち上がることができず、徐々に徐々にテーブルに手をつき、ゆっくりと立ち上がる。このように動作が遅いことを動作緩慢という。患者さんは一見して力が弱いように見えるが、握力計で調べると、正常であることがわかる。ゴルフでも飛距離が落ちるが、これは力が弱くなったのではなくて、スピードが遅くなったからだ。

パーキンソン病では、床ずれを作りやすい。寝たきりの患者さんでは、油断をしていると一晩で床ずれができてしまうことがある。その一つの原因は、寝ているときでもほとんど体が動かず、同じ場所が圧迫されるからである。こういう場合は三時間おきに体位を変えてあげる必要がある。

パーキンソン病のその他の症状

三大症状以外にも、パーキンソン病に特有の症状がいくつかあるので、詳しく説明したい。

④姿勢反射障害

私たちは転びそうになると、手を大きく動かし、体のバランスをとって立ち直ろうとする。パーキンソン病の患者さんにまっすぐに立っていただき、肩を押したり引いたりしてバランスを崩すと、手を動かさず、まるで一本の棒のように倒れてしまう。歩行時には手を足とを交互に動かし、バランスをとるものだが、患者さんは手をほとんど動かさず、とぼとぼと歩くように見える。これが姿勢反射障害である。姿勢反射障害は直ちに歩行障害につながるし、進行すると立つだけでも手を取ってもらうなど、他人の介助を必要とするようになる。パーキンソン病の治療の大きな目標の一つが、この姿勢反射障害、歩行障害を改善することにある。

⑤自律神経障害

最初の症状は便秘で始まることが多い。便秘はパーキンソン病でもっとも多い症状の一つだが、不思議なことに抗パーキンソン薬は無効である。そのため、どうしても便秘薬が必要になる。腸管を動かす自律神経細胞は腸管の筋肉層にあるのだが、顕微鏡で見ると黒質と同じように変性することが知られている。

汗も出にくくなる。特に足からだんだんと汗をかかない部分が広がっていき、大腿、腹部へ上がっていく。足に汗をかかない分、顔にひどく汗をかくようになる。このために、脂ぎった顔となる。患者さんを見ると、足はかさかさにひからびているが、顔はてかてかしている。

立ちくらみも起こる。正常では立ち上がると足の血管が自動的に収縮し、反射的に血圧が保たれる。パーキンソン病では血圧の自動的なコントロールがうまくいかなくなり、立ち上がると血圧が低下する。これを起立性低血圧という。もともと高血圧であった人も、パーキンソン病が発病すると自然に血圧が低下、正常化するものだ。

足がむくみやすくなる。特にじっと坐っていると足のむくみがひどくなる。夜間、足を高くして寝ると、朝には自然にむくみがとれている。このむくみは心臓病、腎臓病、あるいは血清のタンパク低下などとは関係なく、心配はいらない。

有痛性ジストニアが起きることがある。これは歩いたり、横になると、親指がギューッと反り返り、痛むものだ。時には他の部分に起こることもあるが、大変不快な症状である。ある種の抗パーキンソン薬が有効だ。

人の顔が見えるなどの幻視も多い。ただ、人の声が聞こえるなどの幻聴はまず起こらない。これも最初に出会うと、痴呆症状としてパニックになることがある。しかしながらただ見えるだけなので、心配はいらない。「にぎやかでよいですね」と言うだけで安心することも多い。

記銘力の低下など痴呆症状がともなうこともある。後述するようにある種の抗パーキンソン薬が原因のこともあるので、要注意だ。

パーキンソン病の重症度、進行度

パーキンソン病ほど、個人差の大きな病気はない。

病気が始まっても、十年以上もほとんど進行しない人もいれば、発病のあと、あれよあれよという間に病気が進行することもある。薬物療法の適不適、運動療法のありなし、それと患者と医者の二人三脚がうまくいっているかどうかなどいろいろなファクターもあるし、病気そのものの進行スピードが違うこともある。

ただ、どういう順で病気が進行するかはほとんどの場合同様なので、その重症度、進行表について説明したい。これはホーン・ヤールの重症度分類、通称ヤールの重症度分類というのが使いやすく、便利である。また、厚生省の異常運動疾患調査研究班がまとめた生活機能障害度分類というものがあり、両者はほぼ対応している。

〈ヤールの重症度分類〉	〈生活機能障害度〉
一度　左右どちらか一側性の障害。振戦や固縮が見られる。	一度　日常生活、通院に介助を必要としない。
二度　障害が両側性である。姿勢、固縮、無動などが両側に見られる	一度　同

三度	明らかな歩行障害あり。姿勢反射障害あり。突進現象が見られる。	二度	日常生活、通院に介助を要する。
四度	起立や歩行など日常生活動作の低下が著しい。労働能力が失われる。	二度	同
五度	完全な廃疾状態。介助による車いす歩行。寝たきりの状態。	三度	日常生活に全面的な介助を要し、起立歩行は不能である。

ここで、突進現象というのは歩いているうちにだんだん早足となり、トットットと小走りになる現象である。歩行がかなり危ないものとなる。

このような進行をたどることが多いが、パーキンソン病の患者が皆五度になって死亡するわけではない。実際にパーキンソン病の死亡年齢は平均七十六歳前後とされており、基本的に生命に影響する病気ではないといえるだろう。死亡原因はヤール五度になり、寝たきり状態から肺炎を併発したり、お餅やこんにゃくをのどに詰まらせて窒息、あるいは床ずれから感染を起こしてなどが多いので、危険性のある場合は注意を要する。

動脈硬化性パーキンソニズムとは？

パーキンソニズムという病気は、ほんとうのパーキンソン病にそっくりな症状がほかの病気で起こるものをいう。動脈硬化性パーキンソニズムは、多発脳梗塞によってパーキンソン症状が起きたものをいう。パーキンソン病とそっくりなところと大きく違うところがあり、説明が必要だ。

動脈硬化性パーキンソニズムの特徴をまとめると、次のようになる。

①発病が平均七十歳前後と、ほんとうのパーキンソン病に比べて遅いこと。
②病気の進行は早く、あれよあれよという間に寝たきりになることも多い。
③高血圧、糖尿病、喫煙、低ＨＤＬコレステロール血症などの動脈硬化の危険因子がある。
④エルドーパなどの抗パーキンソン薬が効きにくい。効きにくいだけでなく、副作用も出やすい。

どうだろう。かなりやっかいな病気だということがおわかりだろう。

発病のメカニズムはどうなっているのだろうか。

ほんとうのパーキンソン病では中脳の黒質に変性が起こり、黒質でできるドーパミンが大脳の線条体で不足していることを説明した。

動脈硬化性パーキンソニズムでは、黒質は基本的に正常だ。問題は大脳の線条体である。ドーパミンがここに送られても、反応すべき線条体がおかしくなっていればパーキンソン病と同じことになる。これがまさに動脈硬化性パーキンソニズムの原因なのである。

自動車でガソリンが足りなくなればエンジンが止まり、車が動かなくなる。これがパーキンソン病だ。

ガソリンが十分にあっても、エンジンがポンコツになって動かなくなればやはり車が止まってしまう。これが動脈硬化性パーキンソニズムだ。

動脈硬化性パーキンソニズムの症状は、パーキンソン病と似てはいるが、よく見るといくつか違う点もある。

まず第一にはふるえがないか、あってもあまり目だたないことだ。これは特に重要なポイントである。第二に無動が目だつことだ。そして病気の早期から歩行障害や姿勢反射障害が起こりやすい。ときには黒質の働きが低下すると同時に、線条体も多発脳梗塞で機能低下におちいることがある。こうなると病気の進行は早い。しかしながら、そういう場合であっても最近の治療薬の進歩でなんとか日常生活を改善することは可能である。

動脈硬化性パーキンソニズムは、治療薬の使い方がパーキンソン病とは微妙に異なる。神経内科の専門医と治療方針を相談する必要性がここにある。

パーキンソン病の検査

パーキンソン病の診断のためにはいくつかの検査が必要だ。ただし、この所見があればパーキンソン病という診断方法はない。

検査を行う目的は、ほかの疾患によってパーキンソン症状が出ている場合があり、これを検査するのが目的である。

①解剖学的な診断のために

ＭＲＩ、ＭＲＡ、ＳＰＥＣＴ（脳血流シンチグラム）の検査を行う。ＭＲＩによって、多発脳梗塞の有無を調べることができる。多発脳梗塞があると、これによって動脈硬化性パーキンソニズムを生じている可能性がある。線条体に大きな脳梗塞が起こると、その反対側にパーキンソン症状が急に現れることがある。ただこれは珍しく、普通は小さな脳血栓が線条体に多発することでパーキンソン症状が徐々に現れてくる。

ＭＲＡによって、動脈硬化の程度を知ることができる。動脈硬化性パーキンソニズムであれば脳の動脈硬化が現れているし、ほんとうのパーキンソン病であれば意外なほど動脈がきれいなことが多い。

ＳＰＥＣＴによって、脳の血流を知ることができる。ほんとうのパーキンソン病の場合は特に異常が見られない。ところが動脈硬化性パーキンソニズムであれば、大脳のあちこちで斑状に血流が低下する。さらに、パーキンソン病であっても脳のアセチルコリンが低下して、痴呆、幻覚が現れる時期には大脳の血流が低下する。これは神経細胞の働きが低下するためである。

②生化学的な診断のために

動脈硬化を起こす病気、特に糖尿病やコレステロールのチェックを行う。これは脳血栓症の診断で紹介したことと同じだ。糖尿病やコレステロールの中で悪玉コレステロールが多いと動脈硬化を進行させ、多発脳血栓症を生じて動脈硬化性パーキンソニズムが進んでしまう。

③抗パーキンソン薬の効果判定のために

血液中のエルドーパの濃度を時間を追って調べることで、クスリを飲んでからどのくらいで血中濃度がピークになり、どのくらいで体から消えていくかを知ることができる。パーキンソンの症状と血中濃度を考え合わせ、クスリの増減を検討する。

④胃液の酸度

抗パーキンソン病薬はほとんどが酸によく溶け、水には溶けない。高齢になると胃酸が減っていく。こうなるとクスリが吸収されずに終わってしまう。胃酸が十分にあるかどうかが大切だ。具体的にはpHが二前後なら正常、六〜七はほとんど水と考えてよい。

パーキンソン病の最新の治療

パーキンソン病の治療の原則は、必要なクスリをきちんと服用することと、運動だ。

パーキンソン病の治療薬を抗パーキンソン薬と呼ぶが、これには実に多くの種類がある。多くあるだけではなく、少しずつ効果や副作用、注意点も異なるので、詳しい説明が必要だ。
まず、抗パーキンソン薬を大きく分類すると、五種類に分けることができる。

①エルドーパ

前の項で、パーキンソン病では黒質で作られるドーパミンが不足することを書いた。そこでドーパミンを服用すればよいように思われるが、そう簡単にはいかない。ドーパミンは分子が大きく、血液から脳の中へ入っていかないのだ。そこで、ドーパミンの原材料となるクスリを飲むことが始められた。このクスリをエルドーパという。エルドーパを口から服用すると、腸で吸収され、血液に入り、循環して脳の中へ入っていく。服用してから血液中の濃度を見ていくと、だいたい一、二時間で血液中ではピークになり、やがて数時間で減っていく。エルドーパによって、パーキンソンの症状は便秘を除き、ほとんどすべてが改善する。ただし、エルドーパ単独で服用すると、脳に入るまでに九割ほどが血液中の酵素反応で無効な物質となってしまう。そこで、ドーパ脱炭酸酵素阻害剤という長い名前のクスリと合剤になっている。

②ドーパミンアゴニスト

大脳の線条体にはドーパミンに反応する受容体（ドーパミン受容体）があり、ここが刺激を受けると体が円滑に動けるようになる。エルドーパはドーパミンを増やして症状を改善するものだが、エルドーパ以外のものでこの受容体を刺激できるものがある。これをドーパミンアゴニストという。

これにはブロモクリプチン、ペルゴリド、タリペキソール、ロピニロール、カベルゴリンといったものがある。これらは、いわばエルドーパの助っ人のような働きをするもので、通常はエルドーパと組み合わせて使われる。特にペルゴリドやロピニロール、カベルゴリンは半減期が長いので、クスリの効果を長く保つことができる。これらは胃腸への副作用が多い。タリペキソールはふるえに対して効果が大きいが、眠けを生じやすい。

③エルドプス（ドプス）

ドプスはドーパミンに対して直接影響を与えるものではないが、別のルートからパーキンソン症状を改善するものである。特にすくみ足に効果がある。

④抗アセチルコリン薬

これは古くから使われているクスリで、特に無動や振戦に有効だが、高齢者では精神症状や痴呆の副作用が多いので、最近はあまり使われなくなっている。アマンタジンはドーパミンを放出させるクスリだが、効果はあまり強くない。

⑤COMT阻害薬、MAO—B阻害薬など

デプレニル、ラザベマイド、トルカポンなど、ドーパミンが線条体で放出されたあと、その分解を阻害してドーパミンの寿命を長くし、症状を改善するクスリだ。

パーキンソン病——日常生活で気をつけること

パーキンソンの治療でもっとも大切なことは、クスリをきちんと飲むことと、運動を欠かさないことだ。これは車の両輪といってもよい。クスリを毎日飲むことは習慣にする。これは脳で不足する物質を補うためだからだ。調子のよいときにはくすりを抜き、調子の悪いときにはクスリを多く飲むことは禁物だ。こうするとクスリが効きにくくなるだけではなく、悪性症候群という怖い病気を引き起こしかねない。この悪性症候群という病気は、パーキンソン病のクスリを突然やめると二、三日して起こることがある。症状は高熱、体のこわばり、重症では意識障害も起こる。ただちに入院し、特効薬の点滴治療が必要だ。

パーキンソン病は、時間とともに少しずつ進行する。これに合わせてクスリも少しずつ代えていかねばならない。ただし、症状は日によっても変化するし、季節の変わり目に一時的に悪くなることもある。したがって、自己判断は禁物だ。医者自身がパーキンソン病になって、自分で処方するとたいてい悪化するというのはこういうことがあるからだ。

クスリの飲み方も一日三回、四回とだんだん複雑になっていくので、つい忘れてしまうこともある。東急ハンズなどで売っている一週間分のクスリを入れておくプラスチックの箱を利用すると便利だ。

食事も重要だ。日本人ではあまりそういうこともないだろうが、肉を多量に食べるとクスリが効きにくくなることがある。肉以上に大切なことが酸っぱいものを食べることだ。パーキンソン病のクスリはそのほとんどが酸によく溶けるが、水には溶けない。高齢になるとえてして胃液の中の酸が不足しがちとなる。これを無酸症というが、こうなるとクスリが溶けず、体に吸収されなくなる。酢の物を多くとるとよい。クスリを飲むときにグレープフルーツジュースと一緒に飲むと、もっと効果的だ。レモンジュースもよいのだが、胃を荒らすおそれがある。

運動は特に大切なことだ。一般に月曜日に症状が悪くなることが多いが、これは日曜日に体をいたわって寝ていたことによる。運動といっても激しい運動をする必要はない。食事を終えたあと、十五分ないし三十分ほど、ゆっくりと散歩をすればよい。ただし、コツがある。歩くときはなるべく手と足を大きくふって歩くこと。えてして手をふらずにとぼとぼ歩くことが多いが、これでは効果がない。そのほか、どんなことでも積極的に体を動かそう。

昼寝は禁物だ。とかく体がだるく、疲れやすいので昼寝をしがちだが、こうすると症状が必ず悪化する。眠くなったらイスに腰かけて休むのはかまわない。

定期的な運動、規則正しい服薬、そして積極的に体を動かすこと。焦らず、怠らず、油断せず。これがパーキンソン病治療の要諦だ。

クスリで起きるパーキンソン病と、パーキンソン病を悪くするクスリ

最近になって薬害が特に厳しく指弾されるようになった。

薬害には、たいていのクスリで起こりうる肝機能障害、キノホルムによるスモンやサリドマイドによる奇形が有名だが、パーキンソン症状も多いものの一つだ。これを頻度の多い順に検証していこう。

①向精神薬

精神分裂病やうつ病のクスリは、その多くがパーキンソン症状を起こしうる。これらのクスリはドーパミンが作用する受容器をふさいでしまうので、エルドーパを飲んでも、まるで効果がない。手がふるえてきたら、かかりつけの医者によく相談することが大切だ。

②胃腸のクスリ

胃炎や胃潰瘍で飲むクスリ、あるいは整腸剤でも知らないうちにパーキンソン症状が起こることがあるので要注意だ。

特に多いのが、吐き気どめや整腸剤としてよく使われるプリンペラン、胃潰瘍に使われるドグマチールやアミコス、クラストといったクスリだ。向精神薬の場合はクスリを出す医師が最初から知っていることが多いが、胃腸のクスリは内科医が気軽に使うので、医師も患者も原因がわからぬままに進行することが多い。

胃炎では胃酸を抑えるクスリが使われる。H_2ブロッカーやプロトンポンプインヒビターといったクスリだが、この多くは町の薬局でも自由に売られている。ところがこれを飲むとパーキンソン病薬が胃液で溶けなくなり、クスリの効果がなくなってしまう。

③脳代謝改善薬

特に有名で、また副作用の多いのがフルナールだ。これは「ふるえるナール」というあだ名があるくらいである。フルナールによるパーキンソン症状は、まず手のふるえから始まる。徐々に体の動きが遅く、鈍くなっていく。体が丸まり、典型的なパーキンソン症状になる。この時点で神経内科医ならパーキンソン病とすぐに診断がつくので、エルドーパを処方するのが普通だ。ところが、パーキンソン病薬がまるで効かないので、首をひねることになる。フルナールを中止すればすぐに治るかというと、そうではない。クスリをやめても二週間くらいは徐々に悪化していき、その後二、三カ月をかけてしだいに回復してくる。こういうことがあるので、飲んでいる薬は包み隠さず医者に言わねばならない。なお、フルナールの販売は一九九九年から中止された。

④排尿障害のクスリ

高齢になると、トイレが近くなる。ひどい例では一時間に一回は行くという患者もいる。これではたまらないので泌尿器科で尿の回数を減らすクスリをもらうことになる。ところが、これがパーキンソン症状を起こすことがある。起こさないまでも、もとからあるパーキンソン症状を悪化させる。いろいろな科にかかるのはいたしかたないとして、神経内科の医者を交通整理係にして、クスリをしっかりと管理するのが賢い方法だ。

ハンチントン舞踏病

舞踏病の患者は、読んで字のごとく、体全体を一日中踊るかのように動かしている。

筆者の身近にいた看護婦がこの病気におかされた。いつも一緒に仕事をしていたのだが、なかなかきれる看護婦で、よく気がつき、人あたりもよく、みんなの信頼を集めていた。結婚して出産し、しばらくしたころからおかしな行動が始まった。カルテを書いていると、用もないのにのぞき込む。アッとか、ウッとか、話の間におかしな言葉がはさまる。だんだんと身振りがはでになり、患者に説明している間中、手を盛んに動かす。そのうちに物忘れが始まり、言われたことも正確にできなくなってきた。周囲とのトラブルも増え、昔の同僚である私が診察をすることになった。

落ち着きがない。しじゅう体のどこかを動かしている。それもまったくアトランダムで、右手が上へ舞ったかと思うと首を左にひねり、胸をそらす。と見ると、「アッ」と声を出す。

計算をすると、九十三ひく七もできない。筋肉の緊張は失われ、ブラブラになっている。脳のCTでは、尾状核という場所がとても小さくなっており、悲しいことだが、ハンチントン舞踏病と診断せざるをえなかった。

それから数年の間、医師会のナースと家庭訪問を続けた。ひどい散らかりようであった。やがて離婚し、子どもは母親に引き取られた。一日中体を動かすさまは残酷としか言いようがないものだった。寝ている間も体をドタンバタンと動かしていた。

それから数年して、まったくの寝たきり状態だという話を伝え聞いた。それきり音沙汰がとだえたままである。

この病気では四七ある染色体の四番目の染色体に異常がある。これは常染色体なので、子どもには二分の一の確率で遺伝する。アメリカのすべてのハンチントン舞踏病は、その先祖をたどるとメイフラワー号で渡米した一人の患者に行き着くとさえいわれている。それほど遺伝性が高い。通常は子どもを作ってから後の四十歳前後で発病する。

病気の場所は大脳の中心にある基底核という部分の一つ、尾状核というところにある。病気の進行とともにこの神経細胞が死んでいき、尾状核が小さくなっていく。これとともに大脳皮質の神経細胞もなくなっていき、大脳皮質の容積が小さくなっていく。この結果大脳の中にある脳室（髄液の入っている空間）が風船のように広がっていく。

診断はX線CTあるいはMRIで確定される。血液、尿には異常は見られない。

十年ないし二十年のうちに寝たきり状態となり、肺炎や窒息、あるいは頭の打撲による硬膜《こうまく》下血腫《かけっしゅ》などで不幸な転帰をとることが多い。

肝臓と脳がおかされるウィルソン病

この子の体がふるえるんですと言って連れてこられた患者はまだ中学生の男の子だった。見ると全身がみごとに日焼けしているように真っ黒だ。入院してベッドに寝ていると、体があまりにふるえるのでベッドが揺れてギシギシと音を立てる。

眼球の黒眼の回りに、白眼と境するかのように緑茶色のリングがべっとりと見える。これを専門用語では、カイザーフライシャー輪という。そういう名前の医師が見つけたからだ。手足は絶え間なくふるえている。歩行も大変ぎこちなく、パーキンソン病のように歩行が不安定である。この病気はイギリス人のウィルソン医師が見つけたので、ウィルソン病と名づけられた。

ウィルソン病の原因は、一つの遺伝子に異常があり、セルロプラスミンというタンパクが肝臓で作られなくなることによる。この遺伝子は劣性遺伝をする、すなわち両親のどちらにも遺伝子があって、たまたま両方の異常な遺伝子を受け継ぐと発病する。この患者さんの妹もウィルソン病ということがわかったが、この遺伝子を持たない人と結婚すれば子供は発病しない。

セルロプラスミンは銅と結びついて、体の中で銅を運搬する働きをしている。この病気ではセルロプラスミンと結ばれない不安定な銅が血液中を流れ、あちこちに蓄積していく。特に蓄積しやすいのが大脳の基底核と、肝臓だ。このため基底核の症状として体のふるえ、歩行障害が現れ、肝臓の症状として肝硬変が現れる。大脳に蓄積すると知能障害や精神症状を起こす。腎臓にも銅が蓄積するが、放置していると腎臓のフィルター機能がおかされ、蛋白尿、血尿、糖尿が出たり、アミノ酸が尿中に出ていく。この結果、くる病を発病したり、腎不全になることもある。多くの場合、十歳前後に発病する。治療は、銅と結びついてこれを体外にそのまま排出するキレート剤、特にペニシラミンが有効だ。またチョコレートやココアなど、銅を多く含む食べ物を避ける。十代の遊び盛り、食べ盛りに発病するわけで、根気よくクスリを飲み、食事に注意していかなければならない。この兄妹はさいわいクスリをきちんと飲んで、症状はほとんど消失した。

ところが、数年たって、兄が重症の肝障害で入院してきた。自宅の近くの病院でクスリをもらっていたはずだが、と不審に思い、部屋を調べてもらったところ、押入れから山のようにクスリが出てきた。一人暮らしをしているうち、知人に勧められて新興宗教のようなものに金を払っていたらしい。兄はまもなく亡くなったが、手の施しようもない肝硬変だった。

一方で、妹は実にきちんと服薬を守り、やがてすばらしい青年と結婚し、かわいい子供を一人もうけた。初診から二十年後の今日も幸せな家庭を築き上げている。脳や肝臓を時々チェックしているが、なんの異常も見られない。

筋肉の病気

筋肉の病気のいろいろ

体を動かす筋肉そのものが病気になることがある。脳卒中のときは半身の筋肉が突然動かなくなるが、筋肉の病気では、特徴的な進み方をする。

第一に、ほとんどの場合、ゆっくりと始まり、ゆっくりと進んでいく。

第二に、左右の差はなく、しかも体に近い、肩、二の腕、腰、大腿の筋肉が特に弱くなる。

第三に、痛みやしびれはほとんどの場合ない。

このように筋肉の力が抜けていく場合、まず筋肉の病気が考えられる。

次に、典型的な例を見てみよう。

＊男性Cさん

妊娠、出産から四歳まではなんの病気もなかった。五歳になるころ、いつとはなしに歩くときふらつくことに気づいた。最初は足を痛めたのかと思っていたが、徐々に駆け足をしなくなり、階段の上り下りに手すりをつかむようになった。床から立つときには、まず床に手をつき、膝に手をあてて立つようになった。小児科を受診し、神経内科を紹介された。診察すると見かけ上はふくらはぎが少し太い以外には変わったことはない。肩、腰の筋力が特に弱い。血液ではＣＫ（クレアチンキナーゼ）という、筋肉の細胞に含まれる酵素が異常に高く、筋電図では形が小さく低い、いわゆる筋原性変化を示した。診断は進行性筋ジストロフィー症。

以後は千葉県にある筋ジストロフィー症の施設に入所し、そこの養護学校に通った。徐々に筋力は衰えていき、背骨が右に左にクネクネと曲がっていった（側弯症）。十六歳ころからは歩行が不能になり、電動車いすの生活になる。二十歳の冬、風邪をひいたのがもとで肺炎を起こし、不幸な転帰をとった。

＊三十歳の女性Ｌさん

ある年の四月、いつとはなしに階段の上り下りの際、まず眼が手すりを探していることに気づいた。そういえば、最近とみに疲れやすい。肩や大腿が重く痛む。疲れだろうと思っているうちに、五月、六月と力がどんどん弱くなっていった。尿も心なしか赤くなってきた。内科や整形外科を訪ねたが、肝機能異常と言われただけだった。紹介で神経内科へ。肩、腰、二の腕、太ももの筋力がとても弱い。しゃがむと、手を使わないと起き上がれない。階段は上がれない。太ももを押すと、重い痛みがある。血液でやはりＣＫが著しく増えており、筋電図では筋原性変化が見られた。診断は多発筋炎。すぐに入院し、筋生検で筋肉の組織検査を行った。病理診断も多発筋炎。ただちに副腎皮質ホルモンの大量投与を始めた。一月、二月と筋力が軽快していき、半年でほぼ完治して退院となった。以後は再発を見ておらず、元気に働いている。

＊四十歳の男性Cさん

トラックの運転手。最近動悸を覚えることがあった。夏は汗をかきやすくなり、四、五キロやせてきた。

東名高速道路を東京に向かって走行中、神奈川県に入ったところで、足が重く感じられてきた。横浜インターを通過するころには足が重く、太ももを持ち上げられなくなった。足の先で踏むことはできるが、太ももに力が入らない。首都高速に入る時点では、膝を手で押してようやくブレーキを踏むような状態になった。渋谷のランプを出てすぐの筆者の病院にたどり着いたときには、もう立つのは困難になっていた。救急部でただちに検査を開始した。筋力は左右の手足、特に肩、太も も、首で著しく弱く、頭が垂れるほどだった。バンザイもできない。血液検査ではカリウムがとても低い。頻脈や体重減少など甲状腺ホルモンの異常も明らかだった。診断はバセドウ氏病と、これにともなう低カリウム性周期性四肢麻痺。カリウムの点滴で、まもなく症状はうそのように消失した。

＊四十歳の女性Dさん

半年前から右のまぶたが時々下がることに気づいた。疲れると下がり、よく寝ると治る。ところがだんだんと毎日下がるようになり、それと平行して物が二重に見えることに気づいた。二、三カ月前から疲れやすくなり、特に夕方になるとひどい。いろいろな内科、整形外科を訪ねたが、血液やレントゲンで異常がなく、気のせいと言われるだけだった。ある人の紹介で神経内科を受診。右のまぶたが黒眼まで下がっている。眼球が左右に十分に動かず、白眼が残る。握力計を握ると、最初は正常の値だが、何度も繰り返して握ると、どんどんと力が抜けていく。腰や肩の力も弱く、しゃがむと手を使わなければ立ち上がりにくい。血液検査では神経から刺激を受ける筋肉の受容体（リセプター）の異常を認めた。筋電図では繰り返して神経を刺激すると、筋肉の反応がみるみる弱くなる現象が見られた。テンシロンという注射をすると、筋肉の力が突然もとに戻った。診断は重症筋無力症。入院して、胸腺にできた腫瘍を手術で取り除いた。残った症状も副腎皮質ホルモンや神経から分泌されるアセチルコリンを増強するクスリによって消失し、毎日元気に働いている。

＊五十歳の男性Eさん

数年前から髪の毛が薄くなり、生え際が後退していった。そのころから白内障が始まっている。いつとはなしに、細かい仕事をしにくいことに気がついた。アパートのドアを開けようとノブを握ると、そのまま手がノブに張りついてしまい、時間をかけないと手を離せない。階段もだんだんと上がりにくくなり、特に下りるときは手すりを使わないと怖くなった。いろいろの内科や整形外科を訪れたが、異常はないと言われるばかりだった。知人の勧めで神経内科を受診。一見してまぶたが下がり気味で、眉が薄く、額がはげ上がっている。両眼とも白内障がある。筋肉は手足、特に指先ほど力が弱く、筋肉も薄い。手をぎゅっと握らせると、そのまま凍りついたようになり、二十秒ほどは手を開くことができない。筋電図でも特徴的な所見があり、診断は筋強直性ジストロフィー症。心電図でも異常が認められた。

このように、筋肉の病気といってもさまざまであり、一つ一つを理解することが必要だ。次の項から、そのメカニズム、検査、治療法などを見ていきたい。

進行性筋ジストロフィー症

進行性筋ジストロフィー症は、近位筋、すなわち肩や腰の筋肉から筋力が低下していく病気だ。顕微鏡で見るとこの筋細胞は自然に死に、脂肪に変化していく。筋力の低下が始まると、走れない、階段の上がり下りが難しい、転びやすいなど、歩行に関する異常で気づかれる。子どもの場合が多いので診察が難しいが、日常の生活から判断できることが多い。

たとえば、走れるか、走るのがどれほど遅いか、鉄棒ができるか、階段の上り下りに手すりを使うようになったかなどである。筋力がさらに低下すると、しゃがんでからスッと立てなくなる。床に手をついたり、両膝に手をついて立ち上がろうとするようになる。進行すると、まず床に手をつき、ついで手を膝にあてて体をまっすぐにし、大腿部に手をあててようやく立ち上がれるようになる。これはあたかも自分の体をよじ登っているようにも見える。

背中の筋肉が衰えていくと、背骨が無残に曲がってくる。これは背骨は左右の背筋で均等に支えられているのだが、その支えがなくなり、重力で曲がっていくからだ。

検査は血液と筋電図、ＭＲＩ、それに筋生検を行う。血液ではＣＫ（クレアチンキナーゼ）という筋肉に由来する酵素が上昇している。筋電図では通常のパターンよりも小さい、いわゆる筋疾患型のパターンが見られる。ＭＲＩでは、病気のある筋肉が明らかであり、このパターンから診断が可能だ。

進行性筋ジストロフィーは、どの筋肉が障害されるかでいろいろな型に分けられている。

全身が障害されるもっとも重症型がデュシャンヌ型である。この病気の原因は性染色体のうちのＸ染色体（場所はXp21.2というところ）にある。この場所でジストロフィンという筋肉の膜を構成するタンパクが作られるのだが、これがうまく作られなくなるのが病気の原因だ。そのために筋肉が徐々に崩壊していくことになる。Ｘ染色体にあるので、ＸＸ、すなわち女性では発病せず、ＸＹ、すなわち男性にのみ発病する。これを性染色体劣性遺伝という。三歳ないし五歳ころに歩行障害で発病する。筋力は低下していくのだが、不思議なことにふくらはぎは隆々としてくる。が、力はない。十歳代には歩行不能、いざりとなり、二十歳前後で臥床。二十歳代に呼吸障害、心不全や感染症で死亡する。

次はデュシャンヌ型進行性筋ジストロフィーの重症度（上田敏による）を示したものだ。

ステージ一　歩行可能。介助なく階段昇降が可能
　a　階段昇降に手すりが不要
　b　階段昇降に手すりは不要だが、膝に手をつく
ステージ二　階段昇降に介助（手すりなど）を必要とする
　a　手すり要（片手手すり）
　b　手すり要（片手手すり＋片手膝押さえ）
　c　手すり要（両手手すり）
ステージ三　階段昇降不能。平地歩行可能。通常の高さのいすからの立ち上がり可能
ステージ四　歩行可能：いすからの立ち上がり不能
ステージ五　歩行不能：四つんばい可能
ステージ六　四つんばい不能だが、それ以外のはい方（いざりはい）可能
ステージ七　はうことはできないが、自力で座位保持可能
ステージ八　自力で座位保持不能。全介助

顔面筋、肩甲筋《けんこうきん》、上腕筋《じょうわんきん》がおかされるのが顔面肩甲上腕型の進行性筋ジストロフィー症だ。進行はとても遅く、生命にかかわることはない。血液のCKもさほど上昇はない。病気の原因は第四遺伝子（場所は4q35-qterというところ）にある。常染色体優性遺伝だ。

もう一つ多いのが肢帯型《したいがた》といって、四肢の近位筋にゆっくりと障害が起こる。一般に生命にかかわることはなく、長寿を全うする。肢帯型は実際にはいろいろな病気の集合体と考えられており、実際に明らかにされた染色体の異常は第四、第六、第一三、第一五、第一七染色体などさまざまであり、異常を起こすタンパクも多数明らかにされてきた。

多発筋炎、皮膚筋炎

多発筋炎や皮膚筋炎は四十代から五十代に多い。筋炎の発病は比較的速やかで、二週間ないし三カ月の間にどんどん悪化してくる。その症状は、手足の近位筋、つまり肩、上腕、腰、大腿の筋肉が特におかされ、脱力と筋肉痛を起こす。二、三週で急に悪化する場合は脱力を自覚して診療を受けるものだが、高齢者の場合は、三カ月ほどのゆっくりした経過で脱力が起こるので、初期には見逃されることもある。

四肢筋の脱力のほかに、のどの筋肉の障害を起こして嚥下障害を生じたり、重症例では呼吸筋の障害を起こすこともある。発熱はない。

皮膚筋炎では、多発筋炎による脱力のほかに、皮膚にも症状が見られる。特に手や手指の甲側の皮疹、顔面や首、胸の赤い発疹。この発疹は皮膚表面がぼろぼろに乾燥し、崩れる。このほか、膝や肘にもよく発疹が現れる。このように、かなり特殊な分布が特徴だ。

筋の脱力、皮膚炎の症状のほか、関節の痛みや寒いときに手のひらがまっしろになる現象もときに見られる。

診断には、まず血液検査、CT、そして筋肉の検査が必要だ。

血液検査では、筋肉細胞の中にあるCK（クレアチンキナーゼ）が血液中に大量に出てくる。これにつれてGOT、GPTも上昇する。この二つは肝障害のときに現れることが広く知られており、このために筋炎の初期にはしばしば肝障害による脱力と誤診される。このほか、筋細胞の中にあるミオグロビンが血液中に出てくる。

筋肉の検査としては、筋電図、それにバイオプシー（筋生検）による病理検査が大切だ。

筋電図では電極の針を筋肉に刺し込むと、強い刺入時の反応が現れる。また特徴的な筋障害型のパターンが見られる。

CT、あるいはMRIによって病変の分布を知ることができる。特にMRIでは比較的初期から浮腫や炎症の変化をとらえることができる。またこの変化は治療によって正常化する。

バイオプシーは、通常は大腿部あるいは上腕の筋をわずかに切って行う。顕微鏡で見ると筋にはリンパ球が大量に集まり、筋線維が死んでいく像や再生する像が見られる。

診断で重要なのは、皮膚筋炎の場合、しばしば悪性腫瘍、特に男性では胃癌、肺癌、女性では乳癌、子宮癌、卵巣癌がかくれていることだ。このため、徹底的な癌の検査がどうしても必要になる。多発筋炎では不思議なことに癌の合併はほとんどない。

治療は、いずれも大量の副腎皮質ホルモンを服用する。ときには半年にもわたって大量の副腎皮質ホルモンを続けることが必要な場合もあり、医者も患者も辛抱が肝心だ。特に心臓の筋肉に病気がおよぶと、生命の危険が増す。

周期性四肢麻痺《しゅうきせいししまひ》

周期性四肢麻痺は、数時間の間に四肢の近位筋すなわち首、肩、上腕、腰、大腿の脱力を起こす病気だ。この際に筋肉はダラッとし、力を失う。遺伝性に発病するものと、甲状腺機能亢進症（バセドウ氏病）など、他の病気にともなうものがある。

さらに、発病時に血液のカリウムが低下する低カリウム性周期性四肢麻痺と、血液のカリウムが上昇する高カリウム性周期性四肢麻痺とがある。

低カリウム性周期性四肢麻痺の患者は男性に多い。特に甲状腺機能亢進症にともなうものは男性がほとんどである。脱力は下肢の近位筋から始まる。やがては手、首にも脱力が現れるが、眼を動かす筋や呼吸する筋はおかされない。重症例では心筋の働きが悪くなり、生命の危険も生じる。四肢麻痺の発作を誘発する原因として、特に炭水化物の食べすぎ、寒さにさらされること、疲労があげられる。カリウムを低下させる原因として、このほかに漢方薬の甘草や仁丹の飲みすぎが見られる。遺伝性のものは常染色体優性遺伝で、病気の場所は第一染色体(1q31-1q32という場所)にある。血液はカリウムが低下している。

高カリウム性周期性四肢麻痺は遺伝性のものが多い。発作の誘因として、激しい運動のあとに急に休むことや、寒さにさらされることが多い。発作は日中に多く、また顔面の筋や舌の筋にミオトニア(筋強直)といって、筋肉がこわばる現象が見られる。遺伝は常染色体優性遺伝で、遺伝子の場所は第一七染色体(17q23-q25という場所)にある。

日本人を含め、東洋人にはバセドウ氏病にともなう低カリウム性周期性四肢麻痺がとても多い。周期性四肢麻痺を見たら、まず脈拍を調べるほどだ。バセドウ氏病であれば、脈が毎分一〇〇以上に増えている。その他の症状としては、眼がぎらぎらしていること、ときには眼が飛び出してくる(眼球突出という)こともある。手の指には細かいふるえがある。最近食事をきちんとしているにもかかわらず、体重が減ってきたり、汗をやたらにかく。握った手を開かせると、汗が光って見えるほどだ。血液ではコレステロールが低下するほか、甲状腺ホルモンが増加している。この病気はカリウムを補うとたちまち軽快する。

一方で、血液のカリウムがだんだん低下するにつれて、ゆっくりと全身、特に首や手足の脱力が起こる病気がある。一、二週間の経過でゆっくりと悪化していくことが、周期性四肢麻痺とは異なる。この病気を低カリウム性ミオパチーと呼ぶが、ひどくなると首を支えられず、首が垂れ下がってしまう。血液検査ではカリウムが低いほか、ＣＫ（クレアチンキナーゼ）が高い値となる。原因として肝臓のクスリ、特にグリチロンと利尿剤の飲みすぎ、漢方薬の甘草、あるいは仁丹の飲みすぎが多い。腎臓の病気から起こることもあり、入院して精密検査が必要だ。症状の軽快にも時間がかかる。

重症筋無力症《じゅうしょうきんむりょくしょう》

疲れやすい、物が二重に見える、まぶたが下がる。これが重症筋無力症の最初の症状だ。特徴的なことは、運動を繰り返すとどんどん力が抜けていくことだ。しばらく休むと、またもとに戻る。二十代から三十代の女性に多く発病するが、四十代以降の男性も多い。

病気が進むと、眼の症状のほかに、物を飲み込みにくい、鼻声になる、さらに手足の筋肉の脱力も進行し、筋肉も細く衰えていく。やがては呼吸が困難になる。

診断には血液検査、筋電図が大切だ。

血液検査では、筋肉の病気ではたいてい上昇するＣＫ（クレアチンキナーゼ）は正常である。一方で、抗アセチルコリンリセプター抗体という特殊な抗体が現れる。筋電図では神経を刺激して筋肉の収縮を観察する。一回だけ刺激をすると正常の形が見られるが、繰り返し刺激していくとどんどん形が小さくなっていく。

胸の中央に胸骨という骨がある。このすぐ下に胸腺《きょうせん》という組織がある。これは聞き慣れない臓器だが、牛の胸腺はフランス料理の高級食材だ。柔かく、プリプリとした食感がある。重症筋無力症ではこの胸腺に腫瘍や肥大が見られる。いうなれば、ここが病気の震源地なのだ。

神経が末端までくると、ここはやや大きく広がり、筋肉との間にわずかの空間をはさんで接近する。インパルスが神経の末端まで到着すると、神経末端に蓄えられているアセチルコリンがこの空間へ分泌される。このアセチルコリンは筋肉側の膜に到着し、筋肉が収縮することになる。この筋肉側の膜には、アセチルコリンを受け取るアセチルコリンリセプターという受容器があるからだ。重症筋無力症では胸腺の免疫異常から、このリセプターに対する抗体ができ、筋肉側の膜の感受性が鈍くなっていく。神経のインパルスが一回だけならなんとか筋肉を刺激できるのだが、何度も繰り返しインパルスがくると、筋肉側の膜の感受性が鈍いために、筋肉に刺激が伝わらなくなる。こうして筋肉の脱力が起こる。

治療はポイントが三つある。まずは胸腺を外科的に取り除くこと。第二にアセチルコリンを長持ちさせるクスリを飲むこと。第三に免疫異常の治療のため、副腎皮質ホルモンを長期にわたって服用することだ。

胸腺の手術は、以前は胸を広く切り開かねばならなかったが、最近では内視鏡を使って、ほとんど傷も残らないようになった。

アセチルコリンは分泌されたあと、アセチルコリンエステラーゼという酵素で洗い流される。そこで、この酵素の働きを抑えるクスリを服用する。それが抗コリンエステラーゼ剤というものだ。具体的にはマイテラーゼなどがある。カリウム剤を併用すると効果的だ。副腎皮質ホルモンの服用方法も十年前とはすっかり変わり、工夫が凝らされている。現在ではよく治る病気になったといえよう。

筋強直性《きんきょうちょくせい》ジストロフィー症

筋強直性ジストロフィー症は、筋肉がいったん収縮するとそのままの状態が続き、再びリラックスするまでに時間がかかる。これをミオトニア（筋強直）という。筋細胞が徐々に壊死を起こしてやせていく筋ジストロフィー症の一種だが、全身の臓器に影響がおよぶ点が特異だ。

十代後半から握力が弱くなり、握った手が開きにくいことを自覚する。ただし、あまりにも進行がゆっくりとしているので、自分が病気であることすら自覚していない場合もあり、ときには心電図の異常から神経内科を初めて紹介されてくることすらある。患者はドアのノブをつかんでドアを開けるのは容易にできるのだが、ノブから手を離すまでに数十秒の時間がかかる。ほとんどの筋肉疾患は、近位筋《きんいきん》から障害が始まるが、筋強直性ジストロフィー症では指先から病気が始まる。頻度は一〇万人あたり四、五人で、もっとも多い筋萎縮症の一つといえる。この病気は全身に異常が見られるのだが、まず額が禿げ上がっていく。女性ですら眉が薄くなり、額から髪が薄くなっていく。まぶたが垂れ下がり、眼には白内障が始まる。筋強直性ジストロフィー症のお母さんから生まれた先天性筋強直性ジストロフィーの赤ちゃんは特徴的な唇をしている。よく鯉《こい》の口といわれるが、このために哺乳が困難になる。

四肢筋は遠位から徐々に筋力が低下していき、つま先立ちが難しくなる。首の筋肉が特に衰えやすく、寝た位置から頭を起こしにくくなる。のどの筋肉の障害から、鼻声となる。心臓の筋肉も障害を受け、徐脈、不整脈が起こる。心不全から亡くなることが多い。脳はときに知能障害、性格異常を見る。ホルモンの異常もよく見られる。平滑筋では食道や腸の運動異常が多い。

診断は血液、筋電図、筋生検で確定される。血液ではＣＫ（クレアチンキナーゼ）の上昇があり、またしばしば糖尿病を合併する。筋電図は特に診断価値が高い。電極の針を筋肉に刺し込むと、通常はザッと一過性の音が聞こえるのだが、ブーンという、あたかも急降下爆撃機の音のように（筆者は爆撃機の音は聞いたことがないのだが）聞こえる。

病気の原因は第一九染色体（19q13.3というところ）の異常である。ここで作られるミオトニン・プロテインキナーゼという酵素ができないことによる。常染色体優性遺伝をするので、子どもに伝わる確率が高い。第一九染色体のこの部分にはCTGというDNAの塩基配列の繰り返しが正常では三〇以下なのだが、五〇以上に増えている。

一方、先天性ミオトニー（筋強直症）は別名をトムゼン病ともいうが、筋力低下や筋萎縮は生じない良性の疾患だ。筋肉はむしろ筋骨が隆々と見えることもある。筆者の見た例はアメリカ軍の士官だった。この病気の原因は第七染色体（7q35という場所）の異常による。この結果、筋細胞の塩素イオンの出入りが難しくなるために強直が起こる。

ミトコンドリア脳筋症《のうきんしょう》

体を構成する細胞の内部には、遺伝子の集合体である核のほかにミトコンドリアがある。これは細胞のエネルギー源となっているが、この異常で起こる病気をミトコンドリア脳筋症といって、実にさまざまな種類がある。

＊四十一歳の女性Aさん

短大卒。成績は普通だったが、卒業後の講習にはだんだんついていけなくなった。三十二歳ころから便秘となり、下剤を常用。三十九歳から耳鳴りと難聴が始まった。四十歳になり、お小水が出にくかったり、大便が出にくくなる。このころからしばしば腸閉塞を起こし、外科に駆け込むようになった。神経内科の疾患が疑われ、転科。

一五二センチ、三四キロと小柄。軽度の痴呆がある。難聴、四肢の近位筋に軽度の筋力低下があり、排尿、排便が困難。血液ではCK（クレアチンキナーゼ）が軽度上昇し、乳酸、ピルビン酸が上昇していた。このことからミトコンドリア異常が疑われ、筋肉や腸粘膜の生検で診断がついた。その後たびたび入退院を繰り返し、四十七歳で心不全で亡くなった。

＊三十五歳の男性Tさん

二十歳ごろから、物が二重に見えるようになった。神経内科を受診。まぶたが下がり、眼球の動きが悪い。重症筋無力症は検査で否定された。血液のCK、ミオグロビンが高値であり、筋疾患が疑われた。血液の乳酸、ピルビン酸が高く、ミトコンドリア脳筋症を疑われて入院精査。筋生検で確定診断が得られた。その後も徐々に進み、眼はまったく動かず、まぶたも下がったままとなったが、内服で筋力低下の進行はない。無理をすると筋肉痛や尿が赤くなるが、職場の理解が得られ、最近十年間はほとんど変わりがない。記憶力や知能は正常である。

＊三十八歳の女性Mさん

大学卒。三十七歳ごろから物が二重に見えるようになった。また二十代から一〇キロやせた。鼻声である。血液の通常の検査ではほとんど異常はないが、筋生検でミトコンドリアの異常が見つかった。その後十年間はほとんど変化がない。

このように、ミトコンドリア脳筋症といってもいろいろな病型があり、出生時から発症して致命的なものから、ごく軽度の筋力低下のみを見るものまでさまざまであり、よく見るものだけでも一〇種を越える。脳の症状としてはけいれん発作、小脳失調症状、痴呆を見ることが多い。筋肉の症状としてはまぶたの垂れ下がり、眼球運動障害、筋力低下、筋肉の萎縮や運動をしすぎたときの筋肉痛、赤色尿が見られる。その他、眼底の網膜の色素異常（網膜色素変性症）、心筋の障害による不整脈などを見る。

検査は血液と髄液で乳酸やピルビン酸が増えており、筋肉の特徴的な変化とミトコンドリアDNAの分析で診断できる。

治療はミトコンドリアの補酵素であるコーエンザイムQ、ビタミンB_1、B_2の大量療法が有効な例である。

脳炎

脳炎とはどんな病気だろうか？

脳炎では、発熱、けいれん、意識障害があれよあれよという間に始まる。昔から日本では日本脳炎が有名だが、予防接種の普及、コガタアカイエカの減少から著しく減少した。一九六四年ごろには一〇〇〇人を越えた死者も、八十年代以降はゼロないしわずか数名になっている。

これに代わって、インフルエンザにともなう脳炎や単純ヘルペスウイルスによる脳炎が増えている。インフルエンザウイルスによる脳炎とその類似症状は高齢者や乳幼児に多い。アメリカでは高齢者のワクチン接種が常識となっており、中にはドライブインで診断、注射、一時間の観察を数ドルの費用でできるところもあるほどだ。これに対して、日本では学校における集団接種が行われなくなり、年によっては一〇〇名を越える脳炎やその類似症状による死者が出ている。予防接種を行った人には死者が出ていないという報告を考え合わせると、予防接種の必要性は明らかだろう。問題は費用が一回四〇〇〇円ないし五〇〇〇円、これを二回接種するわけで、高すぎることだ。米国の数倍である。行政の対応が待たれるところだ。

最近注目を集めているのがクロイツフェルトヤコブ病だ。これは狂牛病と同じもので、プリオンというウイルスよりも小さな病原体の感染で起こる。通常の脳炎と異なり、数カ月をかけて徐々に進行し、発病してくる。致命的な疾患である。この病気が怖いのは、治療法がないというだけでなく、プリオンをやっつける方法が難しいからだ。たとえば、普通なら強力な殺菌作用をもつホルマリンの中に三カ月入れても死なないし、一〇〇度の熱湯で何時間煮ても死なない。こういうことを総合すると、狂牛病の可能性のある牛からテールスープを作るのは考えものだ。

ＡＩＤＳ（エイズ）による脳症も多彩だ。エイズウイルスが直接脳を障害するほかに、感染力が衰えるので、さまざまな感染症や悪性リンパ腫が猛威をふるう。われわれの体には菌やウイルスに対する抵抗力がある。空気中にはさまざまな菌やウイルスがうようよしているのだが、体に入ったそれら菌やウイルスは白血球、リンパ球、免疫グロブリンなどさまざまな抵抗力によって駆逐され、体内で広がることはない。ところが、たとえば牛肉をテーブルに放置しておくと、二、三日で腐っていく。これは牛肉にはもはやなんの抵抗力もないからだ。エイズのような免疫異常に限らず、高齢者や乳幼児には十分な抵抗力がないことが多く、ウイルスや菌にじゅうりんされてしまうのだ。

最近鹿児島大学のグループの研究により、新しい病気が見つかった。これをＨＡＭ（ハム）という。原因はＨＴＬＶという、一種の白血病ウイルスである。鹿児島や熊本にはこのウイルスを持っている方が多いのだが、ときとして徐々に脊髄炎を発病する。症状の進行は非常に遅く、数年から十数年で歩行障害が現れることになる。これらを次の項から詳しく見ていこう。

ヘルペス脳炎

単純ヘルペスウイルスが脳内に感染して発症する脳炎である。

＊三十歳の男性Hさん

仕事が忙しく、過労気味だった。数日前から頭痛を覚えるようになった。日を追って悪くなり、ガンガンするようになった。家族に連れてこられて神経内科を受診したときにはボーッとしており、計算ができない。当日の朝に、手足のけいれんが一時見られたという。言葉がうまく出てこない。診察すると、首がやや硬く、緊急のCTでは左側の側頭葉がはれている。髄液の検査では水のような液のはずの髄液が、うっすらと黄色みを帯びている。救急入院をさせ、さっそく抗ウイルス剤であるアシクロヴィールの点滴を開始した。二、三日でみるみる改善し、二週間以内に後遺症もなく完治した。あとから戻ってきたウイルス検査で、単純ヘルペスの感染であることが確認された。

＊六十歳の男性Iさん

過労が続いていたが、数日前から頭が重いと言っていた。二日前から右手がうまく動かないことに気づいた。高血圧があることから脳梗塞を疑われ、神経内科を受診した。調べると、言葉がうまく話せない。聞くことは理解できるが、物の名前や自分の名前を言えない。徐々に意識障害も進んできた。微熱もある。検査をすると強い炎症反応があり、血沈の亢進も見られた。首が硬くなっている。CT検査で左の側頭葉《そくとうよう》にむくみが見られ、ヘルペス脳炎を疑って髄液の検査をした。髄液はやはり黄色みを帯び、細胞数やタンパクも増えていた。抗ウイルス剤のアシクロヴィールの点滴を始めたところ、翌日には言葉が出るようになり、一カ月で後遺症もなくほぼ正常に戻った。

ヘルペス脳炎は、側頭葉に局在して発症する。このため、CTやMRIで疑われることが多い。脳血流シンチグラムでは、病気の初期には病巣の血流が異常に増加しており、診断に役立つ。発熱は三七度台と、微熱のみだが、血沈やCRPなどの検査では強い炎症反応を見る。放置しておけば頭痛、発熱が進み、やがて意識障害、全身けいれんを生じてくる。髄液は初期から黄色みを帯び、細胞数やタンパクの増加は軽度である。ウイルスの検査は結果が出るまでに二週間はかかるので、確定診断が下される前に治療を開始しなければいけない。

一九八〇年以前は特効薬のアシクロヴィールが手に入らなかった。当時は三分の一が死亡し、三分の一はひどい痴呆やてんかんを後遺症として残し、三分の一が軽度の後遺症を残しつつ、かろうじて助かるだけだった。最近は抗ウイルス剤のおかげで、診断が速やかであれば、後遺症なしに治ることが多い。アシクロヴィールで症状がまだとれない場合は、もう一つの抗ウイルス剤であるヴィダラビンに切り替えることでよい効果が得られる。

単純ヘルペス以外にも、帯状ヘルペスによる脳炎もあるが、これは症状が軽く、抗ウイルス剤で容易に軽快する。風疹ウイルスによる脳炎はまれだが、死亡率がいまだに高い。

プリオン病（狂牛病・クロイツフェルトヤコブ病）

＊七十歳の男性Tさん

二、三年前にイギリスに旅行したことがあった。半年前から妙に物忘れが進んできた。最近一、二カ月では特に最近のことをすぐに忘れてしまう。手にもふるえが始まり、見たものが妙に小さく見えたり、大きく見えることも気づいている。知人の勧めで神経内科を受診。現在どこにいるか、側にいる人が誰か、今日の日付がわからない。計算は十引く三もできない。ベッドに静かに寝ていると、手や足がすばやく奇妙に動く。脳波は特徴的な大きな波を打つような波形が前頭葉から後頭葉まで同期して現れる。これらの症状からクロイツフェルトヤコブ病と診断された。治療法はない。長期療養型の病院に移った。それから二、三年して、家族から亡くなったことをうかがった。

プリオン病は、もともと羊のスクレイピーという脳障害を起こす病気として見つかった。死んだ羊を解剖してみると、まるでスポンジのように脳に穴があいていた。そこからスポンジ型脳症という名前も生まれたほどだ。この死んだ羊を材料にして餌を作り、牛に与えたことから狂牛病が始まった。一方、ニューギニアではクルという風土病が知られていた。その現地人は食人の風習があり、おいしい肉は男が食べ、食べ残した脳は女が食べるのだった。そして、クルは脳を食べた女だけに発病し、精神症状や全身けいれんが起こって死ぬのだった。クロイツフェルトヤコブ病はドイツのクロイツフェルトとヤコブが初めて報告したのだが、これらの病気の症状がよく似ていることと、脳がいずれもスポンジのように穴があいている共通点から、同じ病気と考えられるようになった。そして、その病原体としてプリオンが見つかった。プリオンはウイルスよりもずっと小さなタンパクである。そして、プリオンを含む脳を食べたり、角膜を移植したり、プリオンを含む脳の硬膜を手術で使うと二〜四年で発病する。体外からのプリオンで感染するほかに、異常なプリオンを作る遺伝子が遺伝しても発病する。このプリオンは一〇〇度の熱湯で数時間消毒しても死なないことは前にも述べた。

　クロイツフェルトヤコブ病は五十歳から七十歳ごろに発病することが多い。発病するとまず記憶力の障害が現れる。徐々に言葉のろれつが回らなくなり、歩行もふらつくようになり、やがて歩行できなくなる。後頭葉《こうとうよう》の異常から、物がおかしい形に見える。手足に異常な不随意運動《ふずいいうんどう》が始まる。これをミオクローヌスというが、非常にすばやく、不規則な動きである。脳波の特徴的な波形や遺伝子分析から診断される。発症して数カ月のうちに寝たきりとなる。やがて言葉も発しなくなり、植物状態となる。さらに半年ほどで肺炎などから死亡する。

　狂牛病で発病したプリオン病は通常のクロイツフェルトヤコブ病よりも年が若く、二十歳代のことが多い。亡くなった患者の脳下垂体から抽出した成長ホルモンを小児期に注射して感染したクロイツフェルトヤコブ病の例にも、二十歳代のケースがある。

エイズによる脳症

エイズはＨＩＶ―１型ウイルスによる感染がもとで、リンパ球が障害され、体の免疫機能が働かなくなる病気だ。エイズウイルスに感染すると、初期に風邪のような症状が見られる。ついで数年から十年にわたる症状のない時期を経て、免疫機能が衰えるにつれ、いろいろな感染症や悪性リンパ腫が生じ、エイズになっていく。

エイズ脳症は特にエイズウイルスが直接脳に影響をおよぼすものだ。これはＨＩＶ―１脳症とか、エイズ痴呆コンプレックス（複合症）とも呼ばれる。病気の進行にともなって、思考の遅さ、話し言葉が少なくなる、自発的な動作がなくなる、集中力が低下する、物忘れなどの知的な障害と、歩行が不安定になる、下肢の脱力、ふらつき歩行、ふるえなどの運動障害、そして無気力、興奮しやすい、人格の変化などの行動障害が現れ、進行する。

プライス医師らは、次のような重症度の分類を示している。

ステージ〇　（正常）正常の精神状態、運動機能。

ステージ〇・五　（潜伏期）特徴的な認知や運動機能の異常が軽微にあるが、日常生活や職業には

ステージ一　支障がない。歩行と筋力は正常。
ステージ二　（軽度）特徴的な症状が確実にあるが、難しい判断や経験を要しない、通常の職業や日常生活はすべて行える。介助なしに歩行ができる。
ステージ三　（中等度）職業や、難しい日常生活は困難だが、食事や入浴などの基本的な生活はできる。歩行は可能。杖を使うこともある。
ステージ四　（重症）ニュースや個人的なできごとを理解できない。複雑な会話は不能。動作は緩慢。歩行は介助を要する。
ステージ五　（末期状態）ほとんど植物状態。言葉をほとんど発しない。尿便失禁。下肢の運動麻痺。

エイズではこの脳症のほか、脳の悪性リンパ腫による痴呆や意識障害、片麻痺を起こす。初期に急性脱髄性多発神経炎やギランバレー症候群を見ることもあるし、よりゆっくりと発病する慢性炎症性脱髄性多発神経炎を見ることもある。もう一つ特徴的な神経炎は手足の先から痛みや熱い感覚などの異常感覚が始まり、上行するものである。これは末期に見られる。

脳の感染症にはトキソプラスマ、クリプトコッカス、サイトメガロウイルスなどの膿瘍や炎症、それにパポーバウイルスの感染による進行性多巣性白質脳症などがある。これらにより性格変化、意識障害、けいれん、片麻痺などが比較的速やかに進行する。

エイズでは悪性腫瘍が多発するが、脳の悪性腫瘍の大部分は悪性リンパ腫である。トキソプラスマ原虫による脳の膿瘍とは鑑別が難しく、多くの場合、開頭して脳の生検を行う必要がある。それぞれ対応する治療を行う。

HAM（HTLV－1型ウイルスによる脊髄障害）

一九七〇年代に東大の助手から鹿児島大学神経内科に赴任した井形《いがた》教授は、それまで見たことのない患者の一群に遭遇した。中年の男女が、数カ月のゆっくりした経過で歩行障害を生じてくるのだ。調べてみると、脊髄に炎症が起こっている。これまで知られていた脊髄炎は小児麻痺（ポリオ）のように、急激な経過をとるのが普通だった。納《おさめ》医師との共同研究で、驚くべきことが明らかにされた。これがウイルス、それも白血病ウイルスとして知られていたHTLVによるものだったのだ。

HTLVウイルスはレトロウイルスの一種である。これはエイズのウイルスと同様に、リンパ球の細胞の核に入り込み、その染色体の一部になりすます。そして染色体は一生懸命にウイルスを作り出すというわけだ。

九州から沖縄にかけて、HTLVウイルスに感染している人が多い。特に鹿児島県と熊本県に濃厚な感染があり、ある町では九〇パーセントの住民がウイルスを保有しているほどだ。これは主に母子感染による。ウイルスを保有しているからといって白血病やHAMがすぐに発病するわけではない。HTLV感染者の一〇〇〇人に一人がHAMを発病すると考えられている。

＊五十歳男性Gさん

出身もこれまでの生活も東京だった。半年前から階段の上がり下り、特に下りるときに怖く思うようになった。徐々に徐々に足が重くなるので、整形外科を受診し、紹介で神経内科を受診した。顔や手には特に異常はない。下肢の筋力が低下しており、しゃがむとなにかにつかまらないと立ち上がれない。膝や足の腱反射が亢進しており、バビンスキー反射(足の裏をこすると、親指が反り返る現象。脳、脊髄の障害による)も見られた。これらの症状から、脊髄が障害されていることが明らかだった。

血液と髄液の検査から、HTLVの抗体が高値、つまりHTLVウイルスに感染していることがわかった。血液はリンパ球に異常が見られた。副腎皮質ホルモンによる治療が始まり、完治ではないが、症状が軽くなり、退院となった。現在も毎月通院中である。

HAMは一対二で、女性に多い。症状は二、三カ月から一年かけてゆっくりと発病する。主な症状は歩行障害、排尿障害と、足の感覚障害である。症状は左右対称的なことが特徴的だ。まれな症状としては、肺炎、関節炎、シェーグレン症候群、眼球のぶどう膜炎、内分泌障害、筋炎、前立腺炎などをともなうことがある。ときには小脳失調症状や、視神経萎縮による視力障害、多発神経炎をともなうこともある。ただし、けいれんや痴呆、意識障害を見ることはない。発症から歩行不能になるまでの期間は四カ月から四十年間と幅が広い。生命の予後はよく、この病気で命を落とすことはない。

治療は副腎皮質ホルモンが中心で、血液の浄化法（血液濾過）などが試みられている。

髄膜炎

発熱と頭痛が髄膜炎の特徴だ。数日の経過で発熱と、ガンガンする頭痛が悪化していく。この頭痛は今までに経験したことのないひどさで、とうてい仕事などはしていられない。

＊六十五歳の男性Tさん（細菌性髄膜炎）

一月八日夕方から三九度の発熱。翌日は寒気があり、体温は四〇・九度まで上がった。売薬を飲んで少し解熱。一月十日朝六時から激しい頭痛、吐き気。大便をもらしてしまった。七時には会話ができなくなる。十時救急車で来院。精神的に不穏状態。首がカチカチに硬い。手足をまったく動かさず、足は突っ張っている。直ちに髄液検査を行うと、普通なら水のように透明な液がまっしろになっている。抗生物質の点滴を開始。二日後から名前を呼ぶと反応が出てきた。その後二週間で普通に話せるようになった。髄液から細菌が検出された。一カ月後に、後遺症を残さず歩いて退院になった。

＊三十五歳の主婦Kさん（ウイルス性髄膜炎）

七月十四日、ＰＴＡの仕事で疲労が重なっていた。夜、ズキンズキンとする頭痛と吐き気が出現。翌日は眼の奥に痛みがあり、熱っぽく感じた。近くの公立病院を受診したが、疲れのせいとの診断。十七日、眼の奥やこめかみの回りの痛みが強く、額も重くなる。このころから牛乳も飲めなくなった。十九日、朝もう一度同じ病院へ。セデスをもらった。二十二日、頭痛があまりに激しくなり、日赤医療センター受診。ガンガンする頭痛、首が硬く、髄液検査で細胞が異常に増えている。直ちに入院。体温三七度。光をまぶしく感じる。髄液の検査からウイルス性髄膜炎と診断され、アシクロヴィルの点滴を開始。さしもの激しい頭痛も二、三日でうそのように消えていった。約二週間で完治し、退院となった。

＊七十八歳の女性Mさん（真菌性髄膜炎）

膠原病でステロイドを服用中。一カ月前から頭痛、発熱が始まり、自宅で安静にしていたが徐々に悪化。数日前から意識も混濁してきたので、家族が心配して受診。体温三七・八度。首が硬くなっており、意識はややもうろうとしている。髄液はリンパ球が多く、タンパクも増えている。検査でクリプトコッカスという真菌（カビの一種）が見つかった。病状はあれよあれよという間に悪化し、抗真菌剤がまるで効かず、二週後に永眠された。

髄膜炎は、感染する菌の種類によってウイルス性、細菌性、真菌性、あるいは結核性と分類される。ウイルス性髄膜炎は軽症のことが多く、抗ウイルス剤の効果も期待できる。細菌性髄膜炎は重症になりやすいが、体に抵抗力があり、クスリがうまく合えば、Tさんのように速やかに回復する。ただし、幼児や糖尿病、肝硬変などの病気があると難しい。

真菌性髄膜炎は抵抗力のない人がかかりやすい。抵抗力があれば、フルコナゾール（ジフルカン）という特効薬が開発されているので、治療もずいぶんと簡単になった。結核性髄膜炎は若い人にも珍しくない。髄液検査で速やかに診断をし、速やかに治療することがなによりも大切だ。機を逸すると、難聴、失明などの後遺症を残すことが多い。

運動神経の麻痺

眼を動かす神経の麻痺（動眼神経麻痺、滑車神経麻痺、外転神経麻痺）

①単一の神経の麻痺

動眼神経が完全に麻痺をすると、まぶたが垂れ下がり（眼瞼下垂）、眼球を上下と内側に向けることができなくなる。この結果、眼球は外側を向いてしまう。眼球の自律神経（副交感神経）の働きが悪くなると瞳孔は散大し、光がまぶしくても瞳孔は縮まらない。比較的急に起こる眼筋麻痺としては、重症筋無力症とウェルニッケ症候群を考えなければならない。

重症筋無力症は神経から筋肉へ命令が届かなくなる病気だ。胸の胸骨のすぐ後ろにある胸腺に腫瘍ができたり、肥大して過度の働きをする場合に発症する。夕方になって疲れるとまぶたが垂れたり、物が二重に見えたりする。病気が進むと全身の筋肉の力が衰えるが、胸腺を手術で取り除いたり、副腎皮質ホルモン、あるいはこの病気の特効薬である抗コリンエステラーゼ剤を使用すると、軽快する。

長期に点滴で栄養をとっている例で、急に意識障害が起こり、同時に眼が動かなくなることがある。これをウェルニッケ症候群という。この麻痺はビタミンB_1の欠乏によるので、ビタミンB_1を注射すると、あれよあれよという間に意識も眼の動きも回復する。

糖尿病患者で急に眼が動かなくなることがある。これは神経に栄養を送る血管に梗塞を生じたためであり、数時間以内に麻痺となる。同時に眼の回りに鈍い痛みをともなう。一種の脳梗塞である。

バセドウ氏病では時に外眼筋の炎症から、眼球突出、眼球運動障害を生じる。これはＭＲＩで外眼筋がむくんでいることがわかる。

滑車神経麻痺では内下方を見ることができない。この場合は、麻痺の目と反対側の肩へ頭を傾けることが特徴的で、こうすると物が二重に見える度合いが少なくなる。

外転神経麻痺では外側を見ることができなくなり、眼球が内側を向く。

②核間性眼筋麻痺（ＭＬＦ障害）

脳幹にある橋のＭＬＦという場所は、眼を動かす神経核を交互に連絡している線維である。ここは脳血管障害や多発性硬化症で障害を受けることが多い。右のＭＬＦが障害されると、左側を見た場合、右眼は内側にいかない。左眼は外側に動くが、眼が左右に揺れる。一方で寄り目は正常で、近くを見させると右眼は左眼とともに内側を向く。

③側方注視麻痺（ＰＰＲＦ障害）

脳幹にある橋のＰＰＲＦと言う場所は脳血管障害で障害を受けることが多い。右のＰＰＲＦが障害されると、眼球は右を向くことができなくなる。

顔面神経麻痺

①末梢性麻痺

顔面神経は、右あるいは左の顔面の表情筋を動かす働きがある。一部は中間神経といい、舌の前三分の二の味覚を伝える。

顔面神経が麻痺を起こすと、片側の顔面表情筋を動かせなくなる。額にしわを寄せることができなくなり、眼を閉じられず、かえって眼球の上転を見るのみである。口角は垂れ下がり、食べ物は口角からこぼれてしまう。舌の味覚が前三分の二で低下する。聴覚が過敏になって音が大きく響いて感じられる。

もともとなんの病気もない人に突然顔面神経麻痺が出るのをベル麻痺といい、顔面神経麻痺の中でもっとも頻度が高い。イギリスのチャールス・ベルが研究したのでこの名がある。発病は急で、四、五日で症状が完成する。糖尿病患者でも顔面神経麻痺をしばしば生じるが、これは顔面神経の血管障害と考えられている。

帯状疱疹（ヘルペス）では、耳の穴の水疱とともに耳の後ろの痛みと顔面神経麻痺を生じる。ベル麻痺に比べると、回復は遅い。サルコイドーシスでもしばしば顔面神経麻痺を生じる。末梢神経の麻痺は、比較的治りやすいものである。

②中枢性麻痺

顔面神経が中枢で障害を受けると、口角の麻痺は強いが、額の筋の障害は軽い。これは顔面上部の筋肉は大脳の左右両側から神経支配を受けるためである。このような障害は脳血管障害によることがほとんどである。

その他の運動神経の麻痺

①橈骨神経麻痺《とうこつしんけいまひ》

橈骨神経麻痺を別名、ハネムーンの麻痺ともいう。新婚初夜に疲れ果て、新郎の腕を枕に新婦が寝込んでしまう。深い眠りなので、多少の痛みにも気がつかない。朝目が覚めると、新郎の腕がだらりと垂れ下がる。電車の通勤中に、二の腕を金属のパイプに押しあてたまま ぐっすり寝てしまってこの麻痺を起こすこともある。二の腕にはらせんを描くように橈骨神経が骨の回りを回るので、ここで圧迫を受ける。一カ月ほどのリハビリで治ることが多い。

②多発神経炎（ギランバレー症候群）

一、二週間の経過で足の先からだんだんと上へ麻痺が進行するのがギランバレー症候群だ。昔女優の大原麗子さんが発病して全国的に有名になった。多発神経炎はこのように、手袋と靴下をはく場所が特に麻痺を生じやすい。重症になると呼吸する筋まで麻痺し、人工呼吸を必要とすることもある。

③対麻痺（両下肢の麻痺を対麻痺《ついまひ》と呼ぶ）

両下肢が同時に麻痺するのは脊髄障害によることが多い。急に発症するものとしては脊髄の血管障害、悪性腫瘍の転移、多発性硬化症が多い。ゆっくりと進行するものは変形性脊椎症、後縦靱帯骨化症などの脊椎疾患、脊髄腫瘍、HAM（T─リンパ性白血病ウイルスによる脊髄麻痺）、筋萎縮性側索硬化症などが多い。

④片麻痺《かたまひ》（右あるいは左半身の麻痺を片麻痺と呼ぶ）

急な片麻痺はほとんどが脳血管障害である。慢性進行性の場合は脳腫瘍、硬膜下血腫などが多い。

⑤近位筋筋力低下（胸や腹に近い筋肉を近位筋という。肩、腰、二の腕、ふとももなど）

急に両側の近位筋の筋力が弱くなる疾患としては、多発筋炎、皮膚筋炎、重症筋無力症、周期性四肢麻痺、低カリウム性ミオパチーなどがある。多発筋炎は膠原病の一種であり、皮膚筋炎は、皮膚に発疹をともない、しばしば癌が隠れている。周期性四肢麻痺は日本人に多い病気である。バセドウ氏病があり、突然血液のカリウムが少なくなり、筋肉に力が入らなくなる。これはしばらくすると自然に治り、また炭水化物を食べすぎると麻痺を繰り返す。このように周期性をともなって起こるのでこの名がある。

慢性進行性の近位筋筋力低下は、進行性筋ジストロフィー症が多い。多くの場合、遺伝による。特にデュシャンヌ型は五歳ごろに歩行障害で始まり、二十代で呼吸麻痺で死亡する。X染色体の一部に異常があり、ジストロフィンというタンパクが作れないために筋肉が脂肪化していく。知能にはまったく異常がないことは、筋ジスの患者さんたちがすばらしい詩集、写真集や絵を残していることでもわかる。

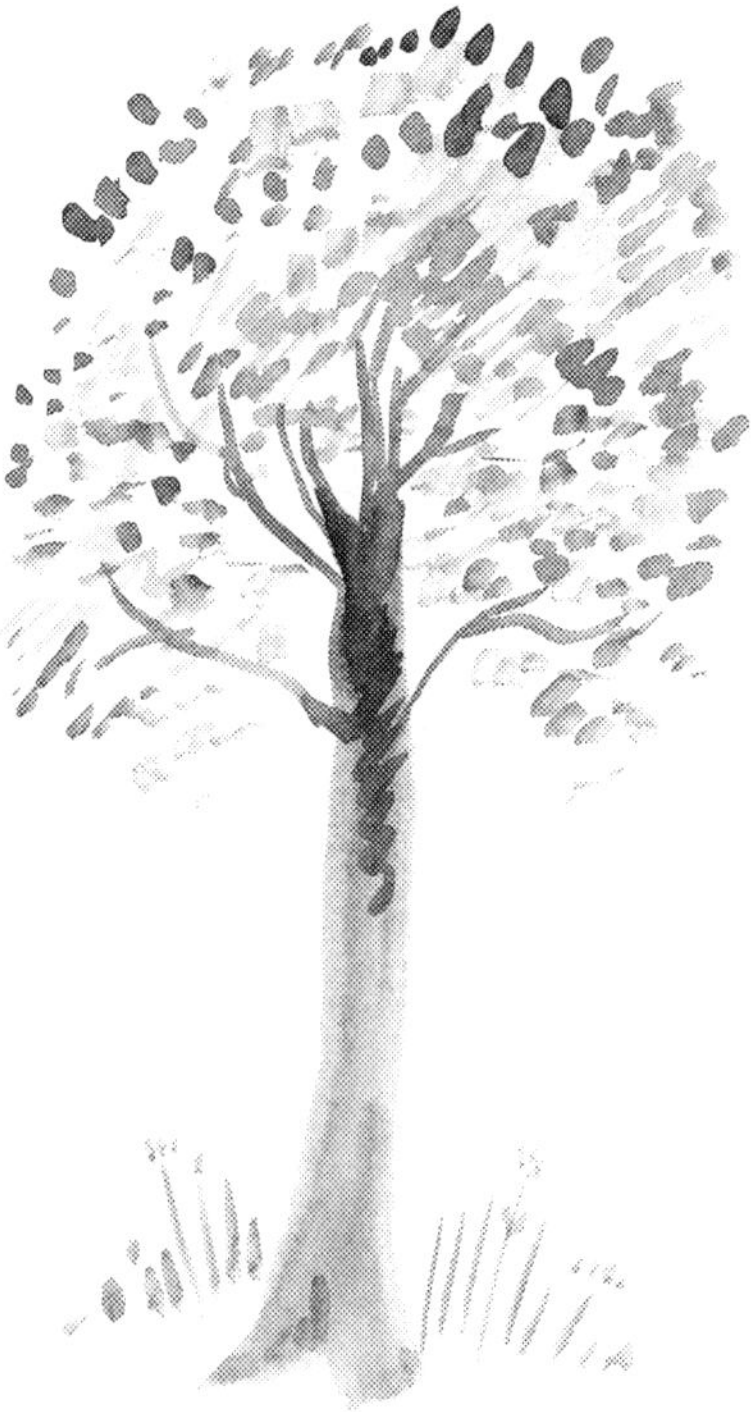

痴呆

痴呆症とは？

九三引く七はいくつですか？

時計、わりばし、消しゴム、歯ブラシ、メガネの五つを眼の前にならべて記憶し、しばらくしてからその名前をすらすら言えますか？

この二つの簡単なテストを苦もなく行えれば、あなたはまずアルツハイマー病などの痴呆症ではないので、安心してほしい。

痴呆というのは、一度獲得された知的な能力が、なんらかの脳の器質的な障害によって失われ、日常生活に支障をきたすようになった状態をいう。我が国では六十五歳以上の老人の七％に痴呆がある。さらに八十歳以上では四人に一人が痴呆老人である。厚生省の予測によると二〇二五年には三〇〇万人となり、六十五歳以上の人口の一〇％を越えるといわれている。こういう大問題が介護保険制度を走り出させたということもできる。

四十歳ないし五十歳を過ぎると、たいていの人は固有名詞にだんだんと弱くなってくる。人の名前がすぐ出なかったり、わかっているのだが、名前が出てこなくなって、「おい、あれをくれ」「あれじゃ、わかりませんよ」と、落語のような会話が始まる。また、最近のできごとを忘れやすくなり、そのわりに小さいころのこと、若いころのことが鮮明に思い出されるようになる。このような変化に気づき、愕然とする人は多いが、これは誰にでも起こる、記憶の低下である。活動的な人が会社を辞めたとたん、ボーッとして活気がなくなることもある。これも誰にでも起こる生理的なものので、痴呆ではない。

痴呆症では、記憶が障害されるだけではなく、会話する能力、ものごとを正確に認識する能力、なにか計画をたてて組織化し、実行する能力といったものが全体的に障害されてくる。その結果、職業上の働きだけではなく、社会生活全般に著しい障害を引き起こす。

アルツハイマー病

痴呆の原因としてもっとも多いのがアルツハイマー病である。最近では「アルツ」という普通名詞化している。「最近アルツ気味でねえ」などとサラリーマンの会話にも普通に登場するようになった。

アルツハイマー病の経過

アルツハイマー病では、痴呆がゆっくりと常に進行する。その進行度は次のようである。

第一期：大脳皮質全体の機能低下が見られるが、日常生活は自立している。最近のできごとを忘れやすい、昔の記憶はそのわりによく覚えている。意欲がなくなり、自分で進んでなにかをやろうということがなくなる。ときに怒りっぽくなり、また不安感や抑うつ感を覚える。計算（九三引く七など）が遅くなり、ときにはできない。

第二期：大脳皮質の神経細胞がなくなっていく。日常生活はときに介助を必要とし、誰かが監視していないと危なくなる。記憶力が著しく悪くなり、名詞が出てこない。会話が成立しなくなる。着衣が困難になり、まとまったことができない。料理は手順がでたらめになる。まわりに対する関心が薄れ、落ち着きがない。ときに徘徊する。けいれんやふるえを起こすこともある。尿を湯沸かしに入れて沸かして飲んでしまったり、便を壁にべたべたなすりつけるなどの不潔行為も目だつようになる。

第三期：大脳の機能が全体に障害される。活動は非常に障害され、全面的な介助が必要となる。周囲からの問いかけに反応しなくなる。言葉が出なくなり、寝たきりとなる。尿便を失禁する。肺炎や誤嚥で亡くなることが多い。

またアルツハイマー病は四十歳から七十歳頃に発病するのだが、とくに六十五歳を境として、分類する習慣がある。それによると、六十五歳かそれ以前に発病したものを初老期発症のアルツハイマー病、六十五歳以降に発病したものをアルツハイマー型老年痴呆と呼ぶ。この二つは分類こそしているものの、本質的には同じ病気と考えられている。

アルツハイマー病の診断

アルツハイマー病の診断は知能検査と、画像検査によって行われる。知能検査にはウェクスラー成人用知能診断検査改訂版（WAIS-R　ウェイスアール）が正確である。ただしこの検査は時間がかかり、したがって患者さんが疲れてしまって正確に測定できなくなる恐れもある。そのために簡単なテスト法がいろいろと考案されて、使われている。たとえば長谷川式簡易知能評価スケール（表4）とか、ミニメンタルテストなどがある。次に前者の評価法を示す。この方法では満点は三〇点になり、二〇点以下を痴呆、二一点以上を痴呆ではないとする。

画像検査には、X線CT、MRI、SPECTが重要だ。

アルツハイマー病ではX線CTあるいはMRIで脳の萎縮が見られる。ただし、第一期にはあまり異常は見つからない。二期から三期になるにつれて脳の溝が開いてゆき、脳の萎縮がどんどん進んでいるようすが明らかになる。

比較的早くから異常が見つかるのがSPECTである。これは微量の放射性同位元素を注射して、ガンマカメラで外から撮影する。すると、正常に比べて側頭葉や頭頂葉の血流が左右対称的にひどく低下していることがわかる。これは神経細胞がダメージを受けるために、血液から栄養を受け取

表 4.　改訂長谷川式簡易知能評価スケール(HDS-R)

	質問内容		配点	記入
1	お歳はいくつですか？　（2歳までの誤差は正解）		0　1	
2	今年は何年の何月何日ですか？　何曜日ですか？ （年、月、日、曜日が正解でそれぞれ1点ずつ）	年 月 日 曜日	0　1 0　1 0　1 0　1	
3	私たちがいまいるところはどこですか？（自発的に出れば2点、5秒おいて家ですか？　病院ですか？　施設ですか？　の中から正しい選択をすれば1点）		0　1　2	
4	これから言う3つの言葉を言ってみてください。あとでまた聞きますのでよく覚えておいてください。(以下の系列のいずれか1つで、採用した系列に○印をつけておく) 1：a）　桜　b）　猫　c）　電車 2：a）　梅　b）　犬　c）　自動車		0　1 0　1 0　1	
5	100から7を順番に引いてください。(100－7は？　それからまた7を引くと？　と質問する。最初の答えが不正解の場合、打ち切る)	(93) (86)	0　1 0　1	
6	私がこれから言う数字を逆から言ってください。 (6-8-2、3-5-2-9) （3回逆唱に失敗したら打ち切る）	2-8-6 9-2-5-3	0　1 0　1	
7	先ほど覚えてもらった言葉をもう一度言ってみてください。 （自発的に回答があれば各2点、もし回答がない場合、以下のヒントを与え正解であれば1点） a）　植物　b）　動物　c）　乗り物		a：0　1　2 b：0　1　2 c：0　1　2	
8	これから5つの品物を見せます。それを隠しますので何があったか言ってください。(時計、鍵、タバコ、ペン、硬貨など必ず相互に無関係なもの)		0　1　2 3　4　5	
9	知っている野菜の名前をできるだけ多く言ってください。 （答えた野菜の名前を右欄に記入する。途中で詰まり、約10秒待っても出ない場合にはそこで打ち切る） 5個までは0点、6個＝1点、7個＝2点、8個＝3点、9個＝4点、10個＝5点		0　1　2 3　4　5	

満点：30
カットオフポイント：20/21
(20以下は痴呆の疑いあり)

合計得点＿＿＿＿＿＿＿＿

らなくなることを示している。

脳機能の検査法としては脳波がある。

脳波も当初は特に異常を認めないが、やはり二期から三期になるにつれて、脳波の波が遅くなっていく。

アルツハイマー病の治療

アルツハイマー病の治療は難しいが、日常生活の工夫で、進行を遅くすることは可能だ。特に大切なことは、生活のリズムをきちんとすることである。つまり、朝になったらきちんと起き、日中は朝から散歩などをして起きている。夜になって暗くなったら、床に入って早めに寝る。このきちんとしたリズムで生活ができると、意外なほど進行が遅くなり、一時的には軽快することもある。この逆に、昼間うとうとしていて、夜になって目が覚める昼夜逆転があると、病状は急速に進行し、徘徊、不潔行為、さらに外傷などで早く寝たきりになる。

喫煙は、痴呆を進行させる。

これは専門医でも誤解していることがあるが、喫煙はアルツハイマー病でも、脳梗塞による痴呆でも、悪化要因となる。オランダのロッテルダムで行われた大規模な研究によると、喫煙者はアルツハイマー病になる危険度が二・三倍、また多発脳梗塞による痴呆になる危険度が二・二倍、他の痴呆になる危険度が二・一倍という(一九九八年)。いずれにせよタバコはろくなことがないので、早くやめることだ。

最近アリセプトというアルツハイマー病のクスリが発売された。脳の神経伝達物質を改善する作用があり、すべての人に有効というわけではないが、効果がある。実際に効いたケースでは穏やかになったり、周囲に気を配るようになったり、あるいは進行が遅くなったようにみえる場合もある。一度は使ってみたい。

アルツハイマー病の原因

アルツハイマー病の中には少数だが、常染色体優性遺伝をする家族性アルツハイマー病という病気がある。この場合には関連した遺伝子が次々に明らかにされつつある。たとえば脳の神経細胞は老人斑という特殊な構造に変化するが、この中核をなす蛋白がアミロイドベータ蛋白である。これは七七〇個のアミノ酸からなる前駆物質であるアミロイド前駆体蛋白（amyloid precursor protein；APP)から作られる。このAPPを作り出す遺伝子が第二一番染色体の上にあることがわかったのは大きなトピックスだった。というのは、二一番遺伝子の異常でおこるダウン症でも早期に痴呆が始まり、またその脳はアルツハイマーと共通するものがあったからだ。このほか、一四番染色体と一番染色体にもプレセニリンという遺伝子異常が見つかっている。

これに対して普通のアルツハイマー病では、血清のアポリポ蛋白との関連が明らかにされている。つまり、アポリポ蛋白ＥにはＡＰＯＥ４というタイプがあり、これを有する患者さんにアルツハイマー病が発症しやすい。

脳血管性痴呆

脳血管性痴呆は、以前は脳動脈硬化症といわれていたものとほぼ同じである。基礎として高血圧症があり、治療が十分でないと脳動脈のうちの特に細い血管に動脈硬化症が進行する。その結果、小さな梗塞（これをラクナ梗塞という）が、多発していく。脳全体で一〇〇ccの範囲に梗塞ができると痴呆になる。

脳血管性痴呆の経過

アルツハイマー病と違い、急な脳梗塞で悪化していくので、階段状に症状が悪くなっていく。ときには急に歩行障害が悪化したり、物を飲み込めなくなったり、意識障害が出ることもある。ささいなことに感動して泣き出したり、あるいは逆に笑い出したりする。これを感情失禁と呼ぶが、自分で感情のほとばしりをコントロールできない。

もう一つ特徴的なことは、いわゆる「まだら痴呆」である。ふだんはまるでぼけているのだが、ときとして驚くほどシャープに受け答えをすることがある。このように脳全体が障害されて、脳の機能すべてが落ちるアルツハイマー病の全面的な痴呆に比べて、脳の部分部分が障害されているだけなので、ときとしてまだらに痴呆症状が出るというのが脳血管性痴呆の特徴だ。

脳血管性痴呆が進むと、いわゆる原始反射が出てくる。これは正常では大脳から抑制されている機能だが、大脳の抑えが効かなくなると出てくるいくつかの反射をいう。その中でも重要なのが強制把握現象だ。患者さんの手のひらになにかをそっと当てると、思わず握りしめてしまう。ときとして老夫婦に同時にこの反射が出ることもあり、こうなると大変だ。奥さんが面会に来てご主人の手に触れる。そうすると二人とも原始反射で握りしめてしまい、誰かに頼まないと離れられなくなる。

寝たきりの患者さんが手すりを握っているのは、まずこの病気だと考えてよい。

脳血管性痴呆の検査

ＣＴやＭＲＩでは多発脳梗塞が明らかである。ＳＰＥＣＴでは脳全体というよりは、脳のあちこちにまだらに血流低下を認める。

脳波では遅い波が多発している。

脳血管性痴呆の治療

多発脳梗塞による痴呆では、動脈硬化を進める原因を除き、脳血栓の予防薬を服用する。具体的には血圧のコントロール、野菜をきちんと取り、甘い物を食べない。カロリー制限をし、血糖値をコントロールする。タバコは禁煙する、などだ。

なおすことのできる痴呆

これには正常圧水頭症と、うつ病による仮性痴呆がある。甲状腺機能低下症による活動低下も痴呆と間違えられることがある。

正常圧水頭症

脳は髄液の海の中に浮かんでいる。髄液は全体で約二五〇ccほどあり、大脳の中にある脈絡叢《みゃくらくそう》というところから分泌されている。一日に五〇〇cc作られるので、一日に二回入れ替わっている計算になる。正常圧水頭症ではこの髄液の流れが逆転する。そのために大脳の中が風船のように広がる。

症状は、痴呆、ふらつき歩行、尿失禁の三つである。患者さんは、「朝起きると、ボーッとして、いったい自分がどこでなにをしているのかさっぱりわからない」と言うことが多い。こういったところはある種の意識障害に似ている。

診断はCTやMRIで行う。脳の中の部屋（脳室）が著しく拡大しており、また髄液に注入した物質が脳内に勢いよく入っていくようすを脳槽シンチグラムという方法で明らかにする。

治療はまず髄液を抜く。典型的な例では、これだけで症状が軽快する。確認できたら、脳室と腹腔との間にチューブをいれて、持続的に髄液が流れていくようにするシャント手術を行う。

うつ病による仮性痴呆

うつ病による仮性痴呆は、実際には痴呆症ではないのだが、動作が遅くなり、記憶力も衰え、自分が馬鹿になったような気分に悩まされる。これはうつ病の治療をすれば治るので、診断が大切だ。

うつ病になると心が抑うつされ、行動も制限されてくる。つまり、眼の動きが乏しくなり、動作が緩慢となる。アルツハイマー病では質問をすると間違った答が平気で返ってくるが、うつ病では「わからない」というのが特徴的だ。そして、自分がなにもできなくなったことを嘆き悲しむ。注意すべき点は、発症がかなり急激であり、うつ症状の変化にともなって一見痴呆様に見える症状も短期間に変動することだ。治療は抗うつ剤を用いるが、自殺企図のある場合は電気ショックが有効である。

痴呆老人の介護の要点

㈠生活のリズムを大切に

前にも述べたが、昼夜のリズムを守ることがなによりも大切だ。朝起きたら公園まで一緒に散歩をしてあげる。暗くなったら早めに床につかせる。日中は横にならないように注意する。

㈡慣れ親しんだ環境ですごす（思い出ボックスを身近におく）

昔から慣れ親しんだ環境にいることが好ましい。痴呆が進むと、自分が理解できる範囲がだんだんと狭くなっていく。理解できないところには恐怖感が生まれる。その意味で、患者の周囲にいつも親しい人がいて、懐かしい物がおいてあると安心できる。

㈢自尊心を傷つけない

ご飯を食べたばかりなのに、まだ食べていないと言う。近所にうちの嫁はご飯を食べさせてくれないとふれまわる。この場合でも、今食べたばかりじゃないのと反論するのはよくない。患者は傷つき、別の好ましくない反応を起こすことになる。こういう場合には、「はい、はい、今準備をしていますからね」と優しく言えば、そのうちに患者は忘れてしまう。このように、自尊心を傷つけないこと、患者に反論しないことが大切だ。

㈣患者の近くで、大きな声で話す

患者の眼の高さに座って話す。耳が遠い場合は紙をメガホンのように巻いて話すのもよい。

(五)患者はひどくぼけているようにみえても、どこかわかっている

どんなに興奮したり、どんなにむちゃくちゃなことをやるようになっても、どこか醒めている、あるいは理解しているところがあるものだ。つねに優しく接すること、患者の立場を常に考えてあげることでコミュニケーションがうまくいく。痴呆患者と切り捨ててはいけない。

その他の病気

多発性硬化症

神経は電線に似ている。真ん中に軸索（銅線）があり、その回りを髄鞘《ずいしょう》（ゴムのカバー）がとり巻いている。多発性硬化症はこのゴムのカバーに異常が起こる病気だ。

有病率は五万人に一人くらいで、欧米よりはずっと少ない。病気の原因はこのカバーを攻撃する抗体が体に作られるためと考えられている。それも手足の末梢神経ではなく、脳や脊髄の中枢神経にある神経線維のカバーが攻撃される。

＊四十歳女性Mさん

二十二歳の時に右眼が突然見えなくなった。原因は不明だったが、一カ月後に自然に軽快した。ただし、完全にはもとに戻らなかった。五年前に入浴時に右半身で温度を感じないことに気づいた。この症状も一年ほどで自然に消えていった。四年前に急に両足に力が入らなくなり、某大学病院に入院。このとき始めて多発性硬化症と診断され、副腎皮質ホルモンを短期間服用して退院。その後手足の軽いしびれが出たり治ったりを繰り返していたが、特にクスリは飲まなかった。

数日前から再び両足に力が入らず、また右眼が見えにくくなったため日赤医療センターを受診し、入院した。検査では脱力のある両下肢の腱反射が亢進しており、バビンスキー反射（足の裏をこすると親指が反り返る反射……脳や脊髄の障害による）が見られた。右眼は視力が低下し、指の数しかわからない。MRIでは大脳や脊髄に細かい病巣が多数見られ、多発性硬化症と診断された。ただちに副腎皮質ホルモンの大量療法（これをパルス療法という）を開始し、三週間で症状は軽快を見た。その後、副腎皮質ホルモンの内服を始め、退院。外来で内服を続けた。

多発性硬化症は、大脳、脊髄のあらゆるところに起こるので、症状も多種多様だ。その中でもよく起こる症状は、視力の低下、手足の筋力低下、感覚鈍麻、小脳性運動失調、尿便の障害、ろれつが回らないなどだ。

検査は髄液で細胞数やタンパクが増えている。MRIでは大脳の脳室周囲、脳幹、脊髄に病巣を多数認める。視覚性大脳誘発電位といって、眼に市松模様の光を見させ、その反応を後頭部から調べると、異常を見つけやすい。これは視力の低下と平行している。

治療は副腎皮質ホルモンを用いる。急性期にはパルス療法といって、大量を点滴する。症状が落ち着いてきたら、内服に切り替える。著者らの経験では、一日二〇ミリグラムを二年間服用すれば、まず再発は起こらない。たいていはクスリの副作用を恐れて早めに減らしてしまい、かえっていたずらに再発を見ているようだ。

急性期には特に体を温めないことが肝腎だ。体を温めると、一時的に症状が悪くなる。たとえば風呂に入って温まっているうちに脱力が強まり、風呂から出られなくなることもある。こうしたことから、病室のベッドも直射日光があたらないところを選ぶ。

回復期には有痛性強直性けいれんといって、体を動かしたり深呼吸をした拍子に手や足がギューッと強くこわばり、痛みやかゆみをともなうことがある。また胸やおなかがリング状に締めつけられる感じを持つこともあるが、いずれも特効薬があるので心配はいらない。

筋萎縮性側索硬化症《きんいしゅくせいそくさくこうかしょう》

床屋さんのKさんを襲った難病

筋萎縮性側索硬化症という病気を思うとき、私はいつもKさんのことを思い出す。

Kさんは五十二歳。下町で床屋をやっていた。腕も人柄もよく、とてもはやっていたらしい。あるとき診察室で私の頭をジーッと見ていたが、しばらくして、ボソッと言った。「先生みたいのがいるから、もうからねえんだ」。床屋嫌いの私は昔から髪の毛はボサボサだった。でも、もうすでにKさんはハサミを持つのが困難になっていた。

発病は一年前だった。あるときふと、右手が妙に疲れやすくなったことに気づいたという。ちょっとした疲れだろうと思い、家族の勧めもあって二、三日温泉に行ってみた。

ところが、帰宅してもちっとも変わりはしなかった。それどころか、今週、翌週と、少しずつ力が入りにくくなっていくのがわかるほどだった。近くの内科の先生を尋ねたが、年でしょうと言われただけだった。その先生の紹介である大学を訪れたが、原因はわからないままだった。半年もってから、ある方の紹介で東大病院神経内科の私の外来を受診されたKさんは、疲れ果てたようすだった。どこに行っても原因はわからないと言われるだけで、手の力は目に見えて衰え、だんだんとハサミを持つことすらできなくなってきたからだ。

それだけではない。いつの間にか足の力も衰え始め、階段に来ると、真っ先に手すりに目がいくようになっていた。一家五人を支える大黒柱のKさんがどれほど焦り、悩んだことか計り知れない。筋肉の力が衰えるにつれ、気がついたことが一つあった。それは、筋肉がピクピクと勝手に動くようになったことだ。感覚は正常だった。なにを触っても、昔のように温度や触る感覚は鋭くわかった。

外来の検査は、神経学的検査から始まった。これは知能、顔面の感覚や運動機能、さらに手足の感覚や運動機能、自律神経の機能などを克明に調べていく。使うものは神経内科医の知識と、ハンマー、ピン、筆など、どこにでもあるものだ。その結果わかったことは、Kさんの頭脳は正常で、すべての感覚は異常ないことだった。それに対して、手足の筋肉の力は末梢、つまり手先、足先ほど衰えていた。こういう病気はいくつもあり、たとえば多発神経炎、特にギランバレー症候群などでも見られる。ところが、Kさんのように月単位で少しずつ悪くなっていく症状、しかも右半身と左半身が同じように障害されていく病気は少ない。筋電図の結果は、われわれの恐れていた最悪の結果を示した。それが、筋萎縮性側索硬化症だ。この病気は原因不明で、中年の男女にいつとはなしに始まり、少しずつ、しかも確実なペースで運動機能を奪っていく。最初は手足の力の低下に始まり、やがて歩けなくなり、腕も持ち上げられなくなり、寝たきりとなる。そして呼吸をする筋肉もおかされ、呼吸麻痺から、あるいは誤嚥から肺炎を起こして不幸な転帰をとる。この間、わずか三年前後である。Kさんが亡くなったのもそれから二年後だった。

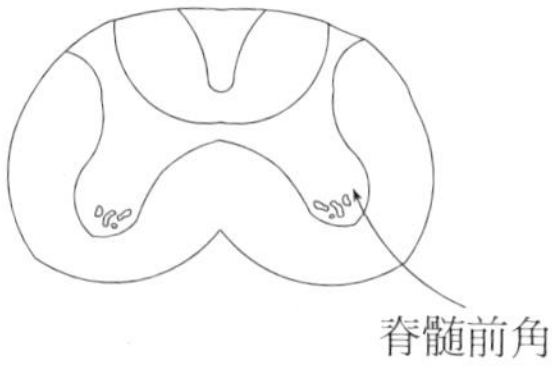

図14.　脊髄前角

筋萎縮性側索硬化症とはどんな病気だろうか？

脊髄を輪切りにすると、金太郎飴のように、どこも同じように見える。金太郎飴でいえば、ちょうど口の端にあたるところに、神経細胞が密集しているところがある。ここが脊髄前角《せきずいぜんかく》といわれる部位であり（図14）、ここの神経細胞を脊髄前角細胞と呼ぶ。ここの神経細胞から出た突起が手足に至り、その筋肉を直接動かしているのだ。またこの神経細胞には、大脳の前頭葉の運動野という部分にある神経細胞からの突起が接続しており、大脳からの命令を伝えている。筋萎縮性側索硬化症は、この脊髄の前角細胞と、大脳からの命令を伝える神経線維の両方が変性を起こしていく原因不明の病気だ。罹病率は十万人あたり〇・四ないし一・八人で、やや男性に多く、四十歳代ないし五十歳代に発病することが多い。中には遺伝性の筋萎縮性側索硬化症もあるが、全体の五〜一〇パーセント程度で、頻度は少ない。遺伝性の筋萎縮性側索硬化症は優性遺伝であり、二一番目の染色体（21q22.1というところ）に異常がある。

発病の様式で、三種類に分類されている。すなわち、上肢から始まる普通の型、下肢から始まる神経炎類似の型、舌や嚥下筋が最初におかされる型（球麻痺型《きゅうまひがた》という）である。経過は球麻痺型が一番早く、呼吸麻痺や嚥下障害を起こしてくる。

検査は筋電図が重要だ。これは細い針状の電極を筋肉に刺し込んで調べるものだが、筋肉に刺し込んだときの異常に強い活動や、安静時の自発的な異常活動を認める。一つ一つの運動単位電位を調べると、正常のものよりも、何倍も大きい電位が特徴的である。これをジャイアント・ポテンシャルと呼ぶ。

症状はゆっくりと、しかも確実に進行する。通常は手から始まるが、筋肉が少しずつ衰え、薄くなっていく。これに平行して筋力が徐々に落ちていく。最初は手の筋力、ついで腕、さらに肩の力が衰えていく。次に足にも症状が始まり、最初は足先が障害される。この結果、つま先歩きができなくなり、次に階段の昇降が難しくなる。口も麻痺が始まる。舌の動きが悪くなり、言葉が不明瞭になる。飲み込む筋肉も衰えるので、むせたり、たえず唾液を流すようになる。やがて寝たきりとなり、今度は呼吸する胸の筋肉が衰えてくる。横になると苦しいので、寝るときにも少し坐った姿勢をとるようになる。やがては誤嚥による肺炎、あるいは呼吸障害から炭酸ガスが血中にたまり、炭酸ガス中毒から眠ったようになり、呼吸停止に至る。

もっとも悲惨な病気の一つだが、不思議なことに、いくつか障害されない機能がある。感覚は末期になっても正常のままである。眼を動かす神経も保たれるので、体を動かせなくても眼の動きで合図をできることが多い。寝たきりになるのだが、体位交換をしなくても、床ずれができない。排尿や排便の神経は正常のままである。

筋萎縮性側索硬化症の療養、治療

今までに述べてきたように、筋萎縮性側索硬化症は、人類の病気の中でももっとも悲惨な病気の一つだ。生活習慣から起きたわけでもなく、多くの場合は遺伝でもない。ウイルスとの関連も否定的であり、予防のしようもない。ただ、日本では紀伊半島、特に和歌山県の古座川流域、アメリカではグアム島に患者が多発しており、環境因子との関連が指摘されてきた。

最近になって、有効なクスリがようやく発売された。これをリルゾールという。

フランスのローヌ・プーラン・ローラー社という製薬会社が開発したもので、著者もその開発に携わった。このクスリはグルタミン酸をはじめとする興奮性アミノ酸を押さえる働きがある。フランスとベルギーでクスリの治験が始められ、その結果、生存期間の延長や一年生存率の上昇が認められた。現在ではヨーロッパ、アメリカで広く認められ、日本でもようやく発売が開始された。

筋萎縮性側索硬化症では、筋力が徐々に衰えてくるが、普通なら勧められる筋力トレーニングは効果がない。かえって悪いくらいだ。また、有名な運動選手がこの疾患で倒れていることも運動が勧められない理由の一つだ。軽い散歩ぐらいがよいだろう。

いずれは寝たきりになることが避けられない。家庭での療養には、家族の援助がなによりも大切になる。車いすでの移動に便利なように床の改造も大切だ。

食事は、徐々にむせやすくなり、口から食べることが難しくなっていく。最初のうちは粉っぽいものが食べにくい。なるべくとろみをつけたり、とろろ芋やにこごりなどの形で食べると食べやすい。どうしても嚥下が難しくなれば、機を逸せず、なるべく早めに気管切開をしておいて、喀痰を吸引器で吸入するようにする。どうしても食事をすると気道分泌物が増えるので、食事のたびに吸引を行うようになっていく。また口から食べてむせるようになると、誤嚥が怖いので、酸味をもつオレンジジュースはやめること。酸を誤嚥すると、ひどい肺炎を起こすからだ。危ないようであれば、経鼻の経管栄養を始めることになる。

レスピレーターを使用するかどうかは、よほど考えに考えてから決めたほうがよい。装着をするのは簡単だが、その後はずすことは決してできないからだ。プラスの点としては、呼吸が楽になり、少なくともすぐに呼吸麻痺から不幸な転帰をとらないですむ。マイナスの点としては、毎朝、昼、夕の苦しい吸引に耐えていかねばならない。二十四時間人工呼吸器とともに暮らすようになり、呼吸器の故障、停電を常に恐れなくてはならなくなる。私たちもこの問題について、これまで何度夜を徹して議論をしてきたか知れない。結論は、もちろん私たちの手の中にはない。患者さんが自分で決定しなければいけないし、それに従いたい。

ケネディーアルターサング症候群は筋萎縮性側索硬化症に似ているが、ずっとたちのよい病気だ。筋萎縮はごくゆっくりと進行する。男性のみに発病するが、女性のような乳房になるのが特徴だ。これを女性化乳房という。X染色体(Xq11—12というところ)にあり、アンドロジェンという男性化ホルモンの受容体に異状があり、病気が起こる。

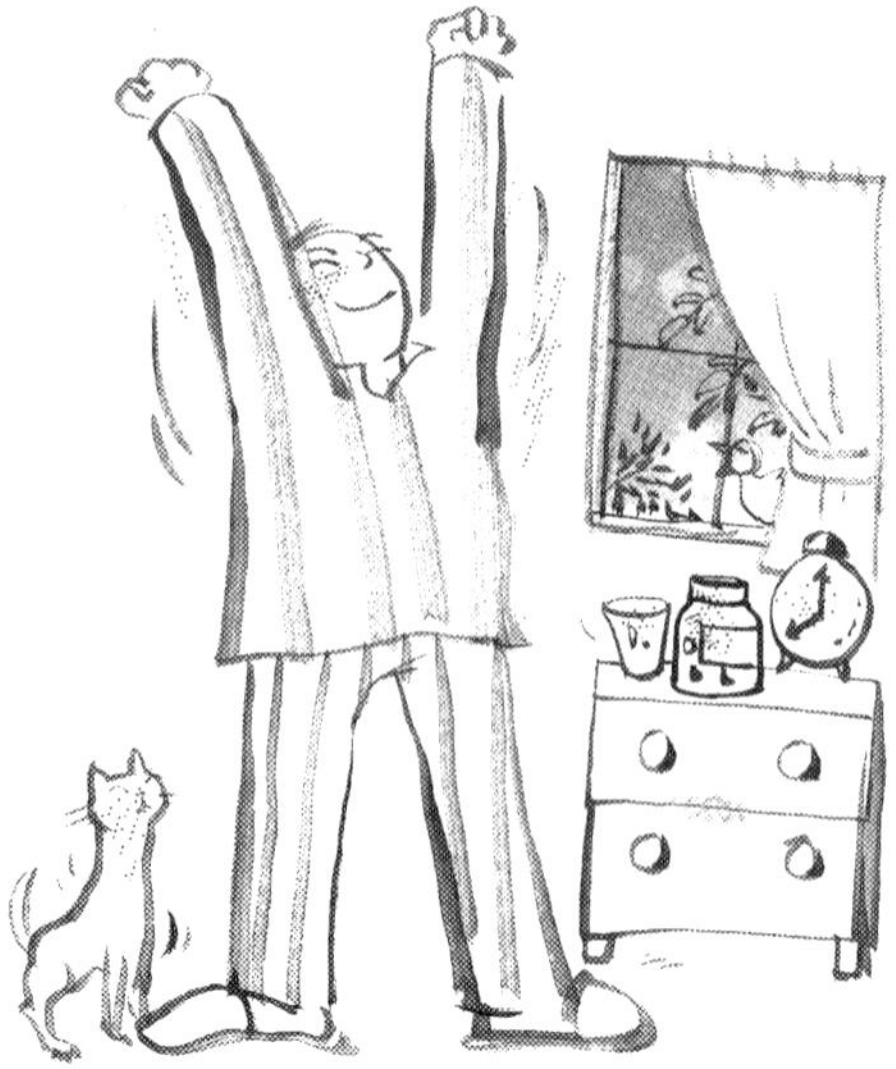

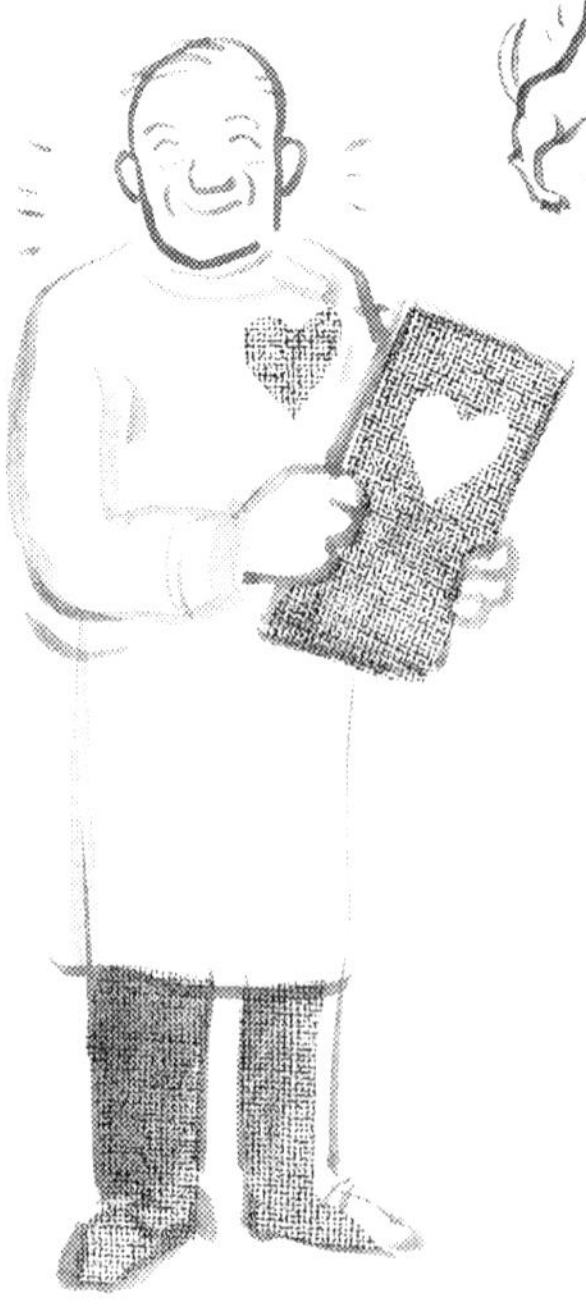

第三章　患者さんのために

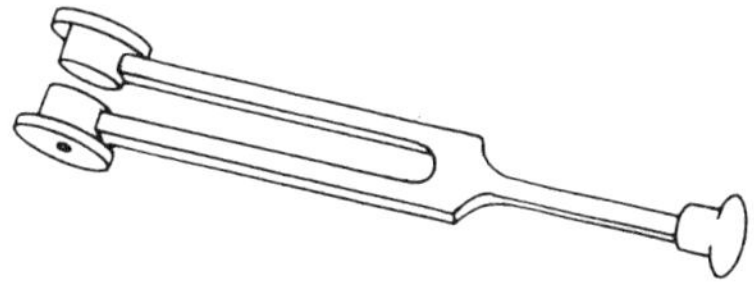

【音叉】

250Hzの音叉がよく使われる。感覚の検査として、音叉をたたいてその振動を感じられるかどうかを調べ、人型の地図にマッピングする。脊髄の背部の機能を反映する。聴力の検査にも大切だ。

最適な治療に向かうために

これまで書いてきたように、神経内科の病気は多種多様である。一見似ているようで、メカニズムも治療法もまるで違うことが多い。医学生が最初に臨床医学の勉強を始めるとき、出てくる病気すべてが自分にあてはまるような気分に襲われるものだ。この本で得た知識は、自分だけで納得してはいけない。必ず身近な神経内科医と相談し、その対話の中で、病気を理解していただきたい。その目的のために、信頼できる神経内科専門医が常駐している施設を最後のページにまとめておいた。自分だけで悩むのではなく、専門医との二人三脚で、的確な検査を進め、最適な治療に最短の時間で到達していただきたい。それこそが、この小さな本をまとめた一番大きな目的だ。

ただし、ご注意いただきたいことがある。

よい専門医であればあるほど、患者数が多い。必然的に一人の新しい患者さんに割ける時間は限られてくる。そこで、いかにうまく自分の症状をドクターに伝えるかということも一つの重要な技術となる。これがへただと、ともすれば誤診にもつながりかねないからだ。

まずは、自分の病歴を整理しておく。どういう症状がどういう起こり方で始まり、その後の経過はどうかということは、これまでのページを少しでもごらんになった読者には、いかに大切なことかがおわかりだろう。そこで、次のような点をまとめていただきたい。
①一番困っている症状を一つあげる。次に困っている症状を番号をつけて羅列する。
②一番困っている症状が、いつ始まったかを思い出して書く。
たとえば、昨年の五月ごろ、三カ月前ごろ、二週間前ごろ、昨日の夕方五時ごろなどである。
③次に、その症状の起こり方を思い出して書く。
たとえば、昨年の五月ごろ、いつとはなしに始まった。三カ月前に徐々に始まった、二週間前に朝起きたときに突然始まったなどである。
④次に、その症状の経過を思い出して書き出す。
たとえば、昨年五月ごろに一度症状があったが自然に治った。そして三カ月前からまた同じ症状が始まった。三カ月前に、いつとはなしに始まったが、日を追って悪くなってきた。二週間前に突然始まったが、その後少しずつよくなっているなどである。できれば自分の病気についての小さなノートを作り、日記のように気づいた日と症状を細かく書き込んでいくとよい。どうしても症状というのは忘れるものだからだ。杏林大学附属病院の神経内科では、病気の複雑な患者さんには小さなノートをさしあげ、病名、クスリの名前と効能、副作用、症状の経過、検査成績を書いてお渡しするようにしている。たとえば旅行先でなにがあっても、このノートさえ持っていれば安心だ。

病気とのつきあい方

神経内科の病気は怖い病気もあるが、九〇パーセント以上は軽快すると考えて間違いない。ただ、病気の治り方にはいろいろのパターンがあることを知っていただきたい。

①風邪のように、一定の期間に十分な治療をすれば完治し、再発の心配もないもの（脳炎や髄膜炎の大部分）

②一定の期間に十分な治療をすれば軽快するが、再発の予防が必要なもの（脳梗塞、脳出血）

③症状が残り、治療の継続が必要なもの（パーキンソン病、脊髄小脳変性症）

④症状はなくなるが、予防がなによりも大切なもの（てんかん、頭痛）

⑤治療が困難なもの（筋萎縮性側索硬化症、進行性筋ジストロフィー症）

以上のリストからおわかりになるように、たとえば胃潰瘍を手術して一件落着、治療は終了というケースはむしろ少ない。大部分のケースで治療の継続が必要だ。そして、定期的に検査をすることで発作の危険予測を行うとともに、病気をコントロールしていくことになる。

この意味で、自分の病気、処方、検査データ、症状の変化を日々記録していく小さなノートが、どうしてもほしい。これは船の航海記録のようなものだ。

以前はかかりつけの医師のカルテがあればそれで十分と考えられていた。高血圧や糖尿病のような簡単な病気なら今でもそれでよいだろう。血圧の変化、血糖の変化だけを追っていけばすむからだ。ところが、神経内科の病気は実に複雑である。たとえば脳血栓症について考えてみよう。

脳血栓症の治療が急性期の一カ月を過ぎ、リハビリテーションも終わりになると、今度は予防が大切になる。いったん治ったものがまた麻痺を起こすことほど悲しいことはない。

予防のためには、まず現在の状態を知らねばならない。ＭＲＡで、どこの血管が細くなっているか、処方はどんなクスリを使っているかが基本だ。そのうえで、血圧の変化、コレステロールの変化、血糖の変化、禁煙状態を刻々とチェックしていく必要がある。これは二週間や一カ月に一回ドクターにチェックしてもらえばすむことではない。やはり自分で定期的に気づいたことなどを毎日書きとめ、その記載にのっとって、主治医と治療を相談して細かいケアをしていくことが大切だ。それとともに、主治医を信頼することがなによりも必要だ。いくつかの残った症状と闘っていくうち、新聞やテレビで見た医師にかかってみたくなることは誰でもあるだろう。しかし、神経内科の専門医であれば、北海道でも九州でも、それほど治療方針が変わるわけではない。

ドクターとのつきあい方

ドクターといっても人間である。家を出るときに奥方やご主人と喧嘩をしたときはどうしても機嫌が悪くなるだろう。二日酔いのときには診察もやや雑になるかもしれない。でも、それが自分の診療に悪い影響があってはたまらない。そこで、こういう人間的なドクターをいかにうまく利用していくか、ここではその対策を考えよう。

まず大切なことは、自分で信頼できるドクター、親しくなれそうなドクターを選ぶことだ。アメリカでは保険によって、自分がかかれる医院や病院が制限される。よほど病気が悪くなったか、治らないときに限って、保険会社の了承を得て上級の病院にかかれるシステムだ。

日本ではそうではない。

ドクターとの相性は、一見してはわからないかもしれないが、二、三回かかればわかるだろう。説明がていねいでよくわかる、いつもニコニコとしていて穏やかだ、という印象があればまず大丈夫だろう。これに対して、いつも険悪な表情をしている、説明が少なく、自分よがりの専門用語しか使わない、こちらの眼を見てくれない、軽い症状なのに一度に一ダースもの検査をされた、などは黄色信号だ。

医者が自分と相性がよくないとわかったら、さっさと変えるのがよい。同じ科の別のドクターに変えてもらうのはドクター同士の関係もあって難しい。しかしながら、どの病院に変わろうと、どの医院に移ろうと、日本ではまったくの自由だ。言い出しにくければ、通院しやすいところに移らせてほしいと言えばすむことだ。よほどの医師でなければ紹介状を書いてくれるだろう。

気をつけてほしいことは、医者にこびを売る必要はまったくないが、喧嘩を売らないことだ。一般向けの雑誌、テレビ、ラジオで仕入れた知識はかなり偏っていて、しかも勘違いをして聞いているものと思っても大きな間違いはない。自分の症状がこの病気ではないか、このクスリを使ったらどうかと、言いたくなる気持ちはよくわかるのだが、待っていただきたい。医者は、いかに頼りなげに見えても、その道の専門家なのだ。自分の症状を詳しく系統立てて話していただくのは大歓迎だが、患者さん自身の見立てを長々と聞かされて平静を保てる医者は少ない。

医者に贈り物をするかどうかで悩む人は多いだろう。かくいう私も、家族がお世話になったときなど悩んだものだ。まず言えることは、贈り物のあるなしで診療方針が変わることはまずないことだ。医者と友人になるのがもちろん最高だが、無理をしてプレゼントする必要はない。旅行のときなどに小さなおみやげを買ったり、旅行先から絵はがきを送るなどは意外に喜ばれるものだ。そうやって名前を印象づけることをお勧めしたい。

ナースとのつきあい方

入院してみるとわかることだが、ドクターが治療方針を決めたあとは食事、尿や便の処置など、ありとあらゆることでナースとかかわり合いを持つことになる。

もしナイチンゲールがクリミア戦争に行かなかったら、日本にナースという職業がなかったら、一体どういうことになっていただろうか。病棟にはおそらく家政婦のような人がいるだろうが、殺伐とした、不潔で危ない場所になっていただろうことは間違いない。

ナースほどすばらしい人たちはいない。私が知る限りのすべてのナースは患者を救うことを天職と思い、自己犠牲の精神を貫いている。日勤、準夜、深夜勤務を黙々とこなしているその姿を見て神々しいと思わない人はいないだろう。

しかし、ナースに甘えてはいけない。多くの患者を受け持ち、検温、脈拍測定、病状の観察など、コマネズミのように走り回っても時間が手から砂がこぼれ落ちるように過ぎていく。そんなときに理不尽な要求やわがままを言われたり、一時間おきにナースコールを意味のないことで鳴らされては、どんな人でも堪忍袋の緒が切れるだろう。ナースは医者と対等の医療専門職なのであって、決して患者さんのお母さんでも奥さんでもない。あたりまえだが、まずそれを理解してほしい。

ナースに嫌われると一体どういうことになるだろうか。まず、医者が再入院をためらうようになる。患者への不満を直接患者にぶちまけるナースはさすがに少ない。たいていは主治医に反動がくるものだ。そうすると、たとえば脱水症で点滴をしたいと思っても少しようすを見るか、となる。幸か不幸か私にはそういう経験はないが、こんな場合に機を逸して残念な転帰をとる恐れなしとしない。そこまでいかなくてもほかの病院を紹介され、入院となることもあるだろう。

ナースとの正しいつきあい方は簡単だ。礼儀正しくありさえすればよい。挨拶するときは胸を見るのでなく、眼を見て挨拶しよう。ナースルームで評判のよい患者さんは例外なく礼儀正しい。痴呆が進むとそれなりにかわいがられることもある。これはどこの家庭でも同じだろうが、好かれる年寄りと嫌われる年寄りというのがある。できることなら好かれる年寄りになりたいものだ。好かれるお年寄りの特徴は、いつもニコニコしている。憎まれ口をたたかない。要求は少なく、人の世話を焼くことが好き。話すことがいつも優しい。これに対して、嫌われる老人はいつもブスッとした顔をしている。憎まれ口ばかりたたく。人に要求することばかり多く、自分ではなにもしない。言うことがいちいちとげとげしい。

ナースに贈り物をするべきだろうか。これはきちんとした病院ほどNOである。ナースが贈り物を平気で受け取るような病院は危ないと思って間違いない。彼女たちへの一番の贈り物は、笑顔と感謝の心なのだ。

神経疾患養生法のコツ

敵を知り、己を知らば百戦危うからず。これは健康法にもあてはまる。

父、母、そして祖父母。この六人はどういう病気にかかったか、正確に知っておきたい。可能であれば亡くなった方の解剖結果も聞いておきたい。体質は遺伝するものだ。両親、祖父母の誰かと同じ病気にいずれはなると考えておいて間違いない。

一病息災という。なにか一つの病気を抱えていると体の健康に気を使うし、定期的に医師の診察を受けるので、結局は長生きをするということだ。半年に一度の血液検査をぜひお勧めしたい。癌は知らないうちに忍び寄ってくるものだが、半年前と比べて理由もなしに貧血が進めば要注意だ。見逃さず、精密検査をしたい。

神経疾患それぞれについての養生法のコツを書いてみよう。

脳梗塞、脳血栓症であれば、先に述べた危険因子指数を常に念頭におき、対処したい。それ以上のことはいたずらに不安がってもいたしかたない。

血圧は最高血圧が一六〇と一〇〇の間、最低血圧が九五以下ならよしとする。その中の変動は気にしない。ただし、冬は要注意だ。風呂は二番風呂。外出はマフラーと帽子を忘れずに。

血糖値は少なくとも食前一四〇未満、二時間後二〇〇未満であること。食前一一〇未満、二時間後一四〇未満であれば言うことはない。

コレステロールはあまりに誤解が多い。総コレステロールの多寡を心配する必要はまったくない。問題は総コレステロールをＨＤＬコレステロールで割り算した値で、これが六以下なら大丈夫だ。

また、夏は脱水にならないように、水の補給に気をつけよう。

たばこは五十歳以上になったら必ずやめること。脳梗塞、癌は言うまでもなく、最近はオランダの研究でアルツハイマー病にもなりやすいことが明らかにされている。ただし、やめるのはそう容易ではない。

コーヒーは一日飲まなくてもすむ。アルコールも仕事が忙しければ二、三日忘れていることもある。たばこはそうはいかない。ニコチンによる薬物中毒だからだ。まずは三日間禁煙をしよう。吸いたくなったら水をコップに一杯飲む。コーヒーや酒を飲むと吸いたくなるので、しばらくこちらもストップしたほうがよい。三日の次は三週間が目標だが、これはずっとやさしい。三週間禁煙ができたら、次は三カ月が目標だ。三カ月が過ぎると体からニコチンが抜けていくすがすがしさを味わえるだろう。

パーキンソン病では昼寝をせず、食後には散歩をすること。

変形性頸椎症では重いものを持たず、枕を低くする。

てんかんは禁酒と十二時前に寝ること。クスリを飲むことを習慣づける。

緊張型頭痛は姿勢！　姿勢！　姿勢！

手根管症候群は重いものを手で持たない。

このようなちょっとしたことを注意するだけで、病気は自然によくなっていく。人間には自然の回復力が備わっているからだ。

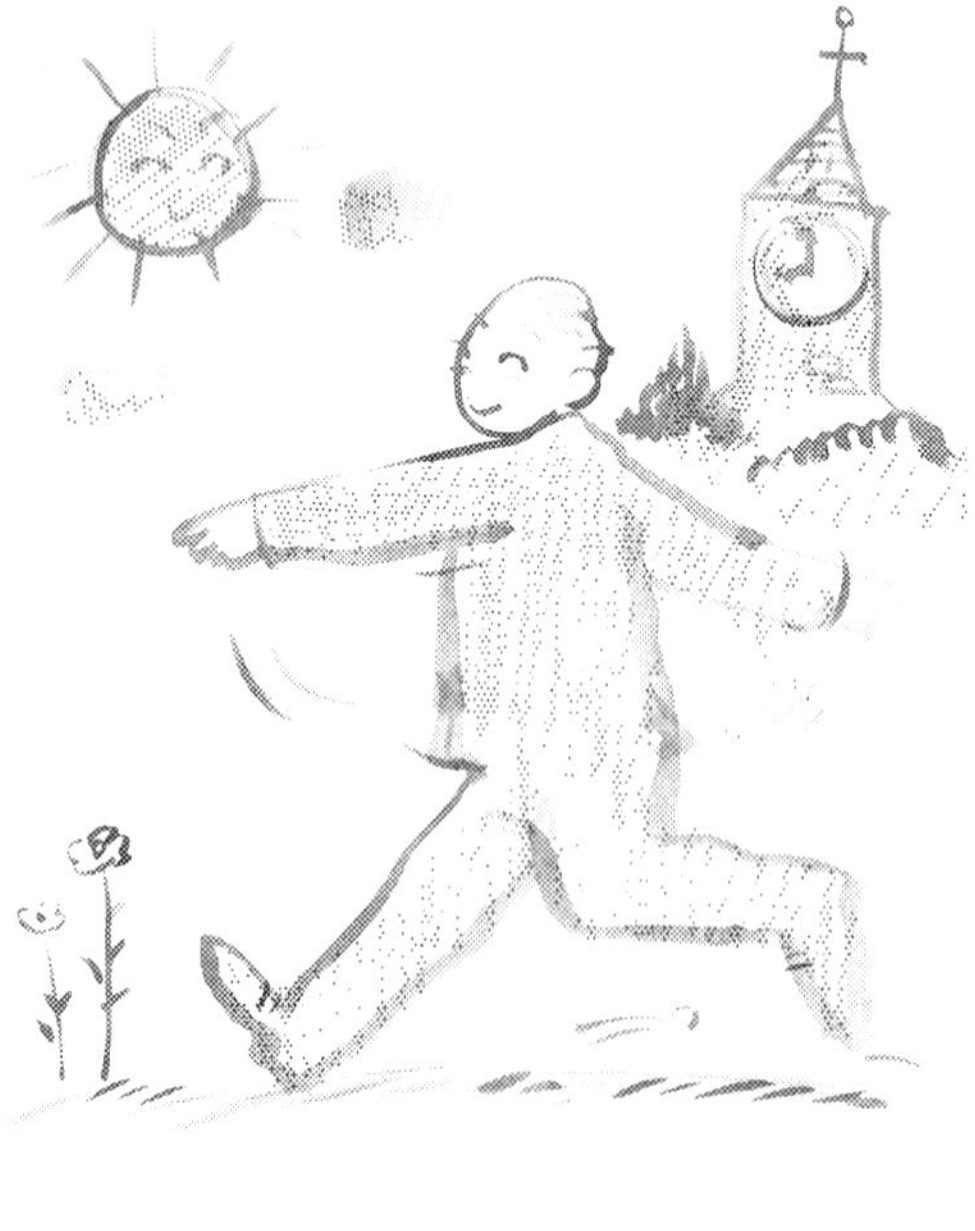

第四章　医学生のために

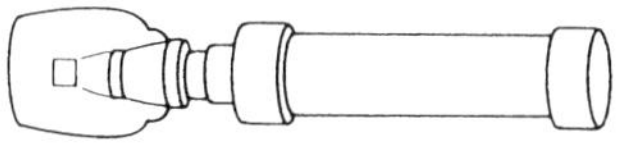

【眼底鏡】

　脳腫瘍などで脳の圧が高まると、眼底に特有の変化が現れる。視力障害の場合には眼底に出血があるかどうかを調べる。眼底の動脈を見ることで、全身の動脈硬化が判定できる。

勇気ある医学生諸君へ

神経内科の授業は難しいとよく言われる。

まず、神経系の解剖学が難しい。肝臓であればどこを切っても肝臓。腎臓もどこを切っても腎臓だが、脳は違う。どの一カ所を取り出しても同じではない。そして脳幹の解剖学のややこしさ。その解剖学を知っていないと脳幹の神経症状を理解できないのだから大変だ。

次に、病気の種類が多い。糖尿病学であれば、最初から最後まで糖尿病だ。腎臓病学であればやや種類は多くなるが、それでも五〇種類を越えることはない。神経病には、おおざっぱにあげてもかるく二〇〇〜三〇〇種類の疾患があるので大変である。種類が多いだけではない。毎年毎年新しい疾患が発見され、その数は爆発的に増えつつあるといってもよいだろう。その大きな原因は分子遺伝学的アプローチによって、いろいろな神経筋疾患の分子病態が明らかにされつつあるためだ。その簡単な表を見ても一〇〇種類近い。その中にはたとえばメロシン欠乏性先天性筋ジストロフィー症（遺伝子座6q22-q23）、常染色体劣性遺伝、遺伝子産物名メロシンなど、あまり聞いたことのない名前も多い。神経疾患の宇宙はビッグバンのように急速に拡大しつつある。それは地球上の新しい土地が次々に発見された大航海時代に似ている。

検査の種類がまた多い。血圧一つを見ていればすむというわけにはいかない。BUNやクレアチニンの上下だけを心配していればよいというわけでもない。だいたい、普通の血液検査ではなにもわからないことが多い。血液、尿、髄液、脳波、筋電図、CT、MRI、エコー、シンチグラムから始まって、筋生検、神経生検、誘発電位、自律神経検査、さらにDNA解析まであるから大変だ。

それでは、神経内科は敬遠すべき科なのだろうか？

日本の医療は、今まさに歴史的な転換期を迎えている。つまり、劇的な出生率の低下と老年人口の爆発的増加だ。疾患別の有病率もこれに平行して変化している。入院患者数は脳血管障害が年々右肩上がりで増え続け、精神障害に次いで第二位である。外来患者も脳血管障害が年々同様のパターンで増え続けている。つまり、脳卒中の患者数は癌や心筋梗塞よりもはるかに多く増え続けているのだ。脳卒中やパーキンソン病が神経内科の重要な疾患であることは言うまでもない。

神経内科医の中心は日本神経学会専門医だが、一九九八年でわずか三〇〇〇名にすぎない。フロンティアスピリットを持つ勇気ある医学生は、神経内科を目指していただきたい。それに対する見返りはきっと大きいに違いない。

難しいと思う解剖学も、実はたいしたことはない。実際に患者を持って診療をしていると、必要な知識は知らず知らずのうちに誰でも身についてしまうものだ。卒業時に知っている必要はなにもないので安心してほしい。

神経内科医の一日

神経内科医の標準的な一日をご紹介しよう。神経内科医B先生は四年前に大学を卒業し、大学病院で二年間の内科研修を終え、K大学神経内科に入局した。二年間K大附属病院神経内科の病棟で、三年上の先生と診療にあたった。受け持ちの患者さんは平均して四〜五人。昨年の六月からA病院に移り、七月には専門医試験に合格した。

二月一日、月曜日。

七時、朝はまずコンピューターをチェックすることから始まる。インターネットにアクセスし、医局のページを見る。今週一週間のスケジュールをチェックし、最近までの入院リストも点検する。一二人が六階東病棟、一人がICU、あと二人が七階東病棟だ。

八時、病院に着き、医局へ。今日の検査の準備と、欧米の医学書、文献を下調べ。

八時三十分、ICUへ。先週入院した重症のギランバレー患者を診察する。麻痺が全身におよび、呼吸麻痺のために人工呼吸器をつけている。チャート（診療録）をチェックし、今日の血液濾過の準備を指示。

九時、六階東病棟へ。ナースのリーダーから受け持ち患者一二名の報告を受ける。脳梗塞、パーキンソン病、てんかん、多発神経炎、脳サルコイドーシスなどだ。肺炎による発熱が一名。抗生物質点滴の指示を変更する。一人一人診察していく。

十時、七階東病棟へ。先週救急入院した脳梗塞患者が二人いるが、いずれも順調のようだ。

十時三十分、六階東病棟へ戻る。新入院の患者が一名。二十歳の女性。脊髄空洞症の疑いだ。進行性の上肢筋力低下と、上下肢の温痛覚低下がある。肩から手の筋肉が萎縮している。触覚は正常。ゆっくりと診察をし、検査計画を立て、カーデックス（診療処置一覧表）に記入する。

十一時三十分、先週外科に依頼した重症筋無力症のコンサルトの返事あり。来週外科に転科して胸腺摘出術を行うことになった。早速患者のもとへ行き、報告。スケジュールを立てる。

十二時、ようやく午前中の回診が終了。と、そこへ救急隊から電話が入った。八十六歳の女性。右片麻痺で、意識障害一桁（軽度）とのこと。受け入れを了承し、救急部へ連絡を入れるうち、遠くから救急隊のサイレンが聞こえてきたので一階の救急部へ急ぐ。患者は最近まで元気に一人暮らしをしていたらしい。中等度の意識障害があり、右の手足が動かない。言葉が出ない。両眼は左を向いている。心電図は心房細動があり、どうやら脳塞栓症らしい。血液検査とCT検査のオーダー。

一時、CTの結果が出た。左半球が全体にはれている。脳浮腫を抑える点滴を開始する。ベッドの手配を入院係に依頼していたが、六階東病棟で今日の退院があり、そのあとへ。

一時三十分、遅い昼食。地下一階の職員食堂。カフェテリア方式だが、あまりうまくはない。六三〇円。

一時四十五分、退院患者を見送る。多発神経炎で、ステロイドを服用中だ。二週後に外来に来る予定。

二時、筋電図検査に入る。今日は多発神経炎、頸椎症、屈曲性脊髄症、手根管症候群の四例。

四時、検査が終わり、午後の回診のために病棟へ。温度表、カーデックスもチェックし、カルテに記入。

五時三十分、カンファランス（臨床検討会）用の原稿をコンピューターのワープロで仕上げてプリントアウト。

六時三十分、第三会議室で神経内科全員が集合してカンファランス。新患、旧患についてディスカッション。検査方針、治療方針を決定する。

八時三十分、カンファランス終了。病棟へレントゲン写真を返すついでに検査計画を変更する。

九時、医局で診療上の疑問点を欧米の医学書、インターネットで調べる。

九時四十五分、ＩＣＵに電話。異常のないことを確認。

十時、帰宅。遅い夕食。子供はもう寝ていた。

ハードワークが続くが、一年間に一五〇人の患者を受け持つことになるだろう。病棟は毎日だが、外来は火曜が再来、木曜が新患日だ。責任感あふれるＢ先生の毎日が続く。

神経内科の研修、専門医制度とその試験について

神経内科医になるには、まず医師国家試験に合格してから内科の研修医となる。神経内科医になるには一般内科の素養が必要だからだ。二年間の内科研修では内科的な検査計画法、診断のプロセスを理解する。二年間の内科研修が終わって、神経内科に入局する。これは大学でも総合病院でもよいが、症例数の豊富なところが望ましい。同時に日本神経学会に入会し、卒後研修のプログラムを受け取る。このプログラムには身につけるべきいろいろな検査手技、経験すべき神経疾患のリストが詳しく記されている。これは実際に神経内科で三、四年間の臨床経験を積めば得られる、必要十分な内容だ（ウェブサイトはhttp://www.neurology-jp.org/index.html）。

臨床経験のスタートになるこの二、三年間は、なによりも大切な時期である。ときには一週間も病院に寝泊まりするほど忙しい。この期間には、自分が受け持った症例について、欧米の医学書、雑誌、インターネットを駆使して詳しく掘り下げ、知識を得ることが大切だ。解剖学の知識、病理の知識もこのようにして吸い取り紙に水が吸収されるがごとく、労せずとも頭に入っていくものだ。

神経内科の診断は、糖尿病の血糖値、腎不全のＢＵＮなどのように、簡単な検査をすればわかるものはむしろまれである。経験、知識をもとにして、発見的な診断が求められることが多い。そし

て、その努力が学会報告に結びつく。

専門医試験を受けるときには、自分が経験した症例のリスト、それに主なケース五例の詳しいレポートを提出することになる。そのときになってまとめるのは大変なので、毎月毎月記録していくとよい。経験した症例には、回診で見たケースも含めてよい。

神経内科専門医の合格基準は、他科からコンサルトを受けたときに独力で診断、治療方針を決定できるかどうかにある。専門医試験には筆記試験、画像試験と口頭試験の三種類があり、いずれにも合格する必要がある。筆記試験は主だった教科書を勉強するだけでは不十分で、最近数年分の神経学関係の主な雑誌、特にその総説に目を通しておくとよい。これには国内では臨床神経学、神経内科があり、海外のものではAnnals of Neurology, Neurology, Archives of Neurology がある。

画像試験は、スライドを見て回答するものだ。内容は、神経解剖学、神経病理学、脳波、筋電図、レントゲン写真(MRIを含む)、患者の全体像、皮膚所見、血液像などだ。これはそれなりに勉強する必要がある。特に神経病理のアトラス、神経内科のアトラスは見ておきたい。脳波、筋電図は典型的な例を理解する。口頭試験はこれまでの臨床経験について質問が行われる。それほど難しいことを聞くわけではないので、リラックスすること。眼底鏡やハンマーなどを実際に使わせることもあるが、これは日常使っているはずのものなので、あがりさえしなければ簡単である。

かくして合格し、神経内科専門医としてのスタートラインに立つことになる。

神経内科の研究について

神経内科医となったからには、新しいよい医療、新しい病態を見いだして、患者さんのために貢献したいものだ。科学者としての方法論を論じたよい本がある。それは、『成功するサイエンティスト』（シンダーマン著／丸善）である。これをもとに、要点をあげよう。

研究の端緒はアイディアとひらめきである。それは臨床の場で患者さんを観察することから見いだされる。豊倉名誉教授のお言葉だが、一回珍しい事象にあったら必ず覚えておく。二回目に同じことに出会ったら、なにかあると思わなければいけない。そして三回目には、まとめて学会、雑誌に発表すべきだ。

アイディアが生まれたら研究の計画を行う。神経内科に入局すると、たいていの場合は研究方法ごとの研究室に配備されることになる。つまり、神経生化学、神経生理学、神経病理学などだ。DNA解析は神経生化学に含まれるし、誘発電位や筋電図は神経生理学、筋肉の組織化学は神経病理学といったぐあいだ。これは研究の道具を駆使する前に、道具の使い方を知らなければならないからだ。実験計画でシンダーマンがあげるいくつかを紹介しよう。

①長期であれ、短期であれ、研究計画もしくは戦略を持つ。

②最前線を知るために外国雑誌や抄録を含む文献をよく読む。
③重要と思われる問題を一つ選び出す。この検証から始める。
研究を始めるとわかるものだが、最初からうまくいくことなどありえない。最初はアーチ・ファクトだらけだ。辛抱強く続けているうちに、だんだんときれいな望むようなデータが得られるようになる。そうなればしめたものだ。そこまでは二、三カ月、ときには一年近くかかることもある。

人間の演繹的《えんえきてき》能力には限界がある。研究でも、こうなるはずだと思ってそのとおりになったものは、あまりたいした成果にはならない。思わぬ結果が出てきたら、しめたと思わなければいけない。新しい大発見につながることもあるからだ。

研究がうまく進んできたら、結論と体系化を行う。

シンダーマンによると、この分析のときにこそプロとしての資質がもっとも発揮されるという。つまり、優れた科学者はデータを見て、それが複雑なデザインの模様の一部であることを思いつき、全体像を思い浮かべられる。月並みな科学者は仕事が一区切りつくとホッとするが、優れた科学者は研究の次のステップを考えて興奮するものだという。

研究がまとまれば、論文を書いて報告する。この際、考察の章は結果の章より短くあるべきで、統計的に確かなデータにもとづいて合理的な結論を述べること。

最後に、文献の誤りにはよほど注意。文献が完璧な論文は、その内容も完璧なことが多い。

付録

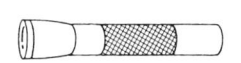

【ペンライト】

黒目に光をあてると、瞳孔がすばやく小さく縮む。動眼神経麻痺では反応がなくなる。ご臨終の際には脳幹の反射が消失し、光に対する反射も失われるので、必ず検査する。梅毒では特有の瞳孔反応が見られる。

神経内科の歴史

十八世紀まで

脳（brain）という言葉は、紀元前三五〇〇年に書かれたエジプトのパピルスですでに用いられているという。中国の古書では五臓六腑《ごぞうろっぷ》といわれた。この五臓とは、肝、肺、心、腎、脾であり、腑は内腔臓器、たとえば胃をいう。頭蓋内の臓器は髄と呼び、大切なものとは考えていなかった。神は心臓に、魂は肝臓に宿ると考えていた。

西洋医学の源流として、ギリシャ医学、なかんずくヒポクラテス（紀元前四九〇〜三七〇）が重要だ。多くの著作を残したが、『聖なる病について』は、迷信と医学の分岐点となったモニュメントである。彼は言う。「この病気（てんかん）を神々のせいだとした人は、魔法師、聖職者ぶる人、にせ医者、ほら吹きのような連中だったとしか思えない。―（略）―用いられる薬よりも病勢が強くならなければ、この病気はほかの病と同じように治りうるものなのだ」

ローマ時代ではセルスス（紀元前二五〜五〇）が大きな仕事を残した。著作の中に精神病、脳卒中、麻痺、頭部外傷、片頭痛などの記述があり、治療法を紹介している。また、ガレン（一三一〜二〇一）は四〇〇以上の論文を書いたが、とりわけ解剖学に大きな貢献をした。そして脳は脊髄と連絡し、前頭葉が魂の座であり、動物精気の源と考えた。

西欧における中世は信仰と迷信の時代だった。ギリシャの学問は忘れられ、疾病はさまざまな神の仕業と考えられた。数百年の空白の時代を越え、ヴェサリウス（一五一四〜一五六四）とともに脳の解剖学は近代に突入する。彼のファブリカには、多くの詳細かつ正確な脳解剖図譜が含まれている。灰白質と白質の区別がはっきりと描かれ、内包、尾状核、被殻、淡蒼球、中脳その他が正確に描かれている。十七世紀にはイギリスにウィリスが出、脳や脳血管の解剖に大きな貢献をした。そして、神経学（neurology）という言葉は、ウィリスによって初めて用いられたのである。十七世紀にはほかにデカルトやボレリの神経生理学、シデナムの臨床神経学の記載が重要である。

十八世紀には多数の業績が蓄積されるとともに、体系化されていった。その一人がハラー（一七〇八〜一七七七）である。筆者も所有する彼の八巻からなる全集（Elementa physiologiae corporis humani）にはそれまでのありとあらゆる神経解剖と神経生理の知識が体系化されている。病理学はイタリアのモルガーニ（一六八二〜一七七一）によって体系化された。脳卒中の病巣は麻痺側と反対側にあるというのは彼によって初めて知られたことである。臨床神経学を体系化した一人がカレン（一七一二〜一七九〇）である。彼の三巻からなる著書（First lines of Practice of Physic）には、神経疾患と神経症が四つに分類されている。すなわち、昏睡、無力、けいれん、正しい判断ができない状態である。カレンはまた臨床医学の講義を行った最初の医師たちの一人だった。十七世紀以降に西洋医学が東洋医学に対して圧倒的に優位に立った理由はいろいろとあげられるが、第一には実験によって確認する実証主義、第二には著作によって知識を広めたこと、第三には系統的な講義によって後継者を育てたことであろう。

十九世紀のヨーロッパ

解剖学では脳、脊髄の内部構造が次々に明らかにされていった。ワルダイエル（一八三七〜一九二一）は、ニューロンという考えを打ち出した。つまり一つの神経細胞は神経細胞から情報を送り出す軸索と、神経細胞に情報を送り込む樹状突起からなり、この一つの単位をニューロンと呼ぶ。そして神経系は無数のニューロンの集合体であるとした。これを特殊な染色法で証明したのがスペインのカハール（一八五二〜一九三四）だ。この結果、神経線維は網のように連続したネットワークではなくて、ニューロンの連続からできあがっていることが明らかになった。

生理学では脊髄から出る二本の神経の機能が明らかにされた。脊髄の前から出る左右一対の神経を前根、後ろから出るものを後根というが、ベル（一七七四〜一八四二）によって、後根は感覚を脊髄に送り込み、マジャンディー（一七八三〜一八五五）によって、前根は運動を脊髄から送り出すことが示された。大脳を介さずに自動的に運動が起こるのを反射というが、これを明らかにしたのがホール（一七九〇〜一八五七）である。反射弓（感覚の上行、脊髄、運動の下行をアーチにたとえる）、反射作用という言葉を作り出し、また呼吸、嘔吐、分娩などあらゆる運動にあてはめた。自律神経の研究はレマック、ベルナール、ガスケル、ラングレーといった人たちによって明らかにされていった。大脳が一様なものではなく、機能が場所によって異なることを機能局在というが、フェリアーは大脳皮質を電気刺激するときに見られる運動を観察し、大脳局在の地図を表した。その業績は彼の著書『大脳の機能』にまとめられている。

病理解剖学は肉眼的な病変を解剖学的に観察し、それを記載することから始められた。その中でも、クルベリエ（一七九一〜一八七三）は『人体の病理解剖学』という二巻からなる石版画の大著を完成した。顕微鏡を用いた病理学の研究は、シャルコー、ウイルヒョー、さらにアルツハイマー、シュピールマイヤーなどに引き継がれ、二十世紀初頭の神経学を飾っていく。

臨床神経学の最初の教科書は、クック（一七五六〜一八三八）の著書である『神経病学書』（一八二〇〜一八二三）とされている。ついで、ベルの『人体の神経系』（一八三〇）、ロンベルクの『神経病学書』（一八四〇〜一八四六）が著された。臨床神経学を一つの学問的な体系として打ち立てたのが、シャルコー（一八二五〜一八九三）である。彼はパリ大学医学部病理学教授で、後に最初の神経学教授になった。三十六歳の時にサルペトリエール病院の医長に任ぜられ、ここに世界最初の神経学研究部門を設立した。そこには多くの人材が世界中から集まり、やがて日本の神経学を打ち立てる三浦謹之助やウイーンのフロイトもここを訪れるのだ。彼の業績は『サルペトリエール病院神経病講義』（初版は一八七二〜七三）にまとめられている。

一八一七年にロンドンで出版されたパーキンソンの著書を読んで感動し、パーキンソン病と名づけたのもシャルコーである。イギリスの神経学はクイーンスクエアのジャクソンやガワースによって確立された。検査では、一八九六年に発表されたバビンスキー反射が重要だ。脳脊髄障害の麻痺では、足底の外側をこすると足の親指が上を向く現象が見られ、ヒステリーによる麻痺と容易に鑑別できるようになった。

明治から戦前の神経内科

日本の神経学は三浦謹之助に始まる。明治二十三年（一九九〇）から五年間を費やしてドイツのゲルハルト、オッペンハイム、エルプについて内科学と神経学を学び、ついでフランスでシャルコーについて臨床神経学を修得した。明治二十七年（一八九四）に、代議士長谷川泰は、臨床神経学の講座を東大におき、その主任に三浦謹之助東大内科助教授を推薦する建議書を衆議院に提出した。『帝国医科大学における脳脊髄病治療に関する建議書』と名づけられた提案は結局衆議院を通過せず、神経内科の標榜が国会で認められたのは実に八十年後の一九七二年だった。三浦謹之助は一九二四年に定年となるが、一九二八、一九二九年に三浦謹之助とその弟子が神経学の教科書を上梓した。題して『三浦神経病学』。二巻合わせて一一一五ページの大冊である。ここに日本の神経学が集大成されたといっても過言ではない。それを簡単に紹介しよう。

目次は次のようになっている。執筆者は当時の日本の各大学の権威が総動員されている。
①誘導編（序論。神経解剖、神経生理、反射、病理、検査などの総論）／三浦謹之助
②脳卒中、失語症、パーキンソン病／加藤豊次郎
③神経系統の腫瘍、動脈瘤、寄生虫／勝沼精蔵
④伝染性脳脊髄疾患（髄膜炎、エコノモ脳炎、ポリオ）／西野忠次郎
⑤梅毒／武谷　廣
⑥脊髄疾患（多発硬化症、筋萎縮性側索硬化症など）／塩谷不二雄
⑦先天性遺伝疾患（ハンチントン、ウイルソンなど）／勝沼精蔵
⑧発作性神経疾患（てんかん、頭痛など）／島薗順次郎
⑨末梢神経障害（自律神経、脳神経）／植松七九郎
⑩末梢神経障害（脊髄神経）／福島東作
⑪中毒／井村英治郎
⑫外傷／井村英治郎
⑬内分泌障害による神経疾患／村地長孝
その他からなっている。構成も内容も当時の欧米の神経学書たとえばオッペンハイムの『神経学

教科書』第七版（全九二三ページ、一九二三年）やウイルソンの『神経学書』初版（全一八三八ページ、一九四〇年）に匹敵するものであった。自験例の写真も豊富である。

これに先立ち、ロックフェラー研究所に留学していた野口英世は、スピロヘータの純粋培養（一九一一年）、進行麻痺の脳にスピロヘータを証明（一九一三年）と、輝かしい業績をあげていた。一九一三年には、ミュンヘン医学週報に脊髄癆《せきずいろう》でスピロヘータを証明したと報告した。フェルスターの著書には、野口による脊髄癆の写真としてスピロヘータがはっきりと映っている。ところが、これはその後の研究で決して追試が成功せず、現在では完全に否定されるに至った。誰かが写真にスピロヘータを書き込んだと考えざるをえない。残念なことだ。

第二次大戦後、最近まで

戦後になり、アメリカに留学して新しい神経学に接した内科医が徐々に育っていった。その中核となったのは東大冲中内科教室の椿忠雄、黒岩義五郎、豊倉康夫であり、冲中重雄その人であった。一九五六年には、内科学者で神経学に特に興味を持つものが内科神経同好会を東京で発足させた。ここにおいて一九五九年まで特定の主題、すなわち脳血管障害、膠原病、腫瘍などを中心に四回の会合を重ねた。

三浦謹之助の門下である勝沼精蔵も大きな支えとなり、一九六〇年に福岡で第一回臨床神経学会

（その後日本神経学会と改められる）が開催された。会長は勝木司馬之助で、参加者は約五〇〇人だった。一九六二年には第一回アジア大洋州神経学会（沖中重雄会長）が東京で開かれた（第二回はオーストラリアのメルボルン、第三回はインドのボンベイ、第四回はタイのバンコック）。

これと平行して欧米で新しい神経学を学んだ学者が次々に帰国し、東大、慶大、九大、新潟大、鳥取大、東北大、信州大、広島大、鹿児島大、名古屋大、大阪医大などに神経内科教室を開き、あるいは神経内科学者が内科学講座主任となっていった。しかしながら、神経内科の知名度はまだ低く、神経科や精神科と混同するのは患者のみならず、医師にも多く見られた。

そのような風潮の中、スモンが転機となった。この日本中を席巻したキノホルム中毒は脊髄障害、末梢神経障害、視力障害を多数の患者に後遺症として残したが、キノホルムが原因であることを突き止めたことで、神経内科の名称が一気に宣伝されることにつながった。そしてこれも契機となり、一九七二年には国会で、神経内科が標榜科目として認められた。

臨床の各科で専門医制を進めるようになり、神経学会では一九六八年に導入を決定し、一九七五年に第一回認定医試験が行われた。その後二十年以上が経過し、神経学会そのものが認定医制を中心に機能するようになっている。日本神経学会の会員数も一九六一年の六四三名から一九七〇年には二二〇六名、一九八〇年には三七八五名、九〇年には六一〇六名、一九九七年には七六一七名となっている。ちなみに同年の精神神経学会は八二二六名である。神経学会総会は毎年開催されるが、一九九七年には横浜で、古和久幸会長のもとに開かれた。参加者は約三〇〇〇名、演題数は一〇〇〇題をはるかに越える盛況であった。各大学の神経内科教授も三〇名を越えている。

神経学会の主要な役割は、毎年一回総会を開催することと、研究論文を刊行することである。後者のために、臨床神経学（clinical neurology）という雑誌が年間一二回発行されている。年間の雑誌投稿数は四〇〇編を越え、審査には一つの論文ごとに二人の編集委員と一人の編集委員長、または副委員長があたる。審査は非常に厳密であり、約半数が合格し、出版されることになる。論文の程度は国際的に見ても優れたものが多い。

一九九七年からはインターネットのホームページ（http://www.neurology-jp.org/index.html）も開かれた。総会の案内、臨床神経学最近号の英文抄録などが掲載されている。

全国の主な神経内科施設

名称	住所	電話番号
北海道		
北海道大学医学部付属病院神経内科	札幌市北区北一四条西五丁目	○一一―七一六―一一六一
札幌医科大学医学部付属病院神経内科	札幌市中央区南一条西一六丁目	○一一―六一一―二一一一
北祐会神経内科病院神経内科	札幌市西区二十四軒二条二―四―三〇	○一一―六三一―一一六一
旭川医科大学附属病院第一内科	旭川市西神楽四線五号三―一一	○一六六―六五―二一一一
国療道北病院神経内科	旭川市花咲町七―四〇四八	○一六六―五一―三一六一
国療北海道第一病院神経内科	北海道亀田郡七飯町字本町六八三―一	○一三八―六五―二五二五
釧路労災病院神経内科	釧路市中園町一三―二三	○一五四―二二―七一九一
美唄労災病院神経内科	美唄市東四条南一―三―一	○一二六六―三―二一五一
東北		
弘前大学医学部付属脳神経血管病態研究施設神経内科	弘前市在府町五	○一七二―三三―五一一一
青森県立中央病院神経内科	青森市東造道二―一―一	○一七七―二六―八三一五

秋田大学医学部第四内科	秋田市本道一—一—一	〇一八—八三四—一一一一
秋田県立脳血管研究センター神経内科	秋田市千秋久保田町六—一〇	〇一八—八三三—〇一一五
秋田赤十字病院神経内科	秋田市上北手猿田字苗代沢二二二—一	〇一八—八二九—五〇〇〇
岩手医科大学神経内科	盛岡市内丸一九—一	〇一九—六五一—五一一一
岩手県立中央病院脳神経内科	盛岡市上田一—四—一	〇一九—六五三—一一五一
東北大学医学部神経内科	仙台市青葉区星陵町一—一	〇二二—七一七—七〇〇〇
国療西多賀病院神経内科	仙台市太白区鈎取本町二—一一—一一	〇二二—二四五—二一一一
山形大学医学部第三内科	山形市飯田西二—二—二	〇二三—六三三—一一二二
山形県立日本海病院内科	酒田市あきほ町三〇	〇二三四—二六—二〇〇一
国療米沢病院神経内科	米沢市大字三沢二六一〇〇—一	〇二三八—二二—三二一〇
福島県立医科大学神経内科	福島市光が丘一	〇二四—五四八—二一一一
竹田綜合病院神経内科	会津若松市山鹿町三—二七	〇二四二—二七—五五一一
国療翠ケ丘病院神経内科	いわき市平豊間字兎渡路二九一	〇二四六—五五—八二六一

関東

筑波大学臨床医学系神経内科	茨城県つくば市天久保二—一—一	〇二九八—五三—三九〇〇
国立水戸病院神経内科	茨城県水戸市東原三—二—一	〇二九—二三一—五二一一
日立製作所日立総合病院神経内科	茨城県日立市城南町二—一—一	〇二九四—二三—一一一一
自治医科大学神経内科	栃木県河内郡南河内町大字薬師寺三三一一—一	〇二八五—四四—二一一一

足利赤十字病院内科	栃木県足利市本城三―二―一〇〇	〇二八四―二一―〇一二一
獨協医科大学神経内科	栃木県下都賀郡壬生町北小林八八〇	〇二八二―八六―一一一一
群馬大学医学部神経内科	群馬県前橋市昭和町三―三九―一五	〇二七―二二〇―七一一一
埼玉医科大学神経内科	埼玉県入間郡毛呂山町毛呂本郷三八	〇四九二―七六―一一一一
自治医科大学大宮医療センター神経内科	埼玉県大宮市天沼町一―八四七	〇四八―六四七―二一一一
防衛医科大学校第三内科	埼玉県所沢市並木三―二	〇四二―九九五―一五一一
大宮赤十字病院神経内科	埼玉県さいたま市大字上落合八―三―三三	〇四八―八五二―一一一一
千葉大学医学部神経内科	千葉県千葉市中央区亥鼻一―八―一	〇四三―二二二―七一七一
順天堂大学浦安病院神経内科	千葉県浦安市富岡二―一―一	〇四七―三五三―三一一一
帝京大学医学部市原病院神経内科	千葉県市原市姉崎三四二六―三	〇四三六―六二―一二一一
国療下志津病院神経内科	千葉県四街道市鹿渡九三四―五	〇四三―四二二―二五一一
北里大学大学病院内科	神奈川県相模原市北里一―一五―一	〇四二―七七八―八一一一
横浜労災病院神経内科	神奈川県横浜市港北区小机町三二一一	〇四五―四七四―八一一一
東海大学医学部神経内科	神奈川県伊勢原市望星台	〇四六三―九三―一一二一
東海大学大磯病院	神奈川県中郡大磯町月京二一―一	〇四六三―七二―三二一一
聖マリアンナ医科大学内科	神奈川県川崎市宮前区菅生二―一六―一	〇四四―九七七―八一一一

横浜市立大学医学部神経内科	神奈川県横浜市金沢区福浦三—九	○四五—七八七—二八○○
国立相模原病院神経内科	神奈川県相模原市桜台一八—一	○四二—七四二—八三一一
東京		
東京女子医科大学脳神経センター神経内科	新宿区河田町八—一	○三—三三五三—八一一一
慶応義塾大学医学部神経内科	新宿区信濃町三五	○三—三三五三—一二一一
国立国際医療センター神経内科	新宿区戸山一—二一—一	○三—三二○二—七一八一
順天堂大学医学部神経内科	文京区本郷三—一—三	○三—三八一三—三一一一
東京医科歯科大学医学部神経内科	東京都文京区湯島一—五—四五	○三—三八一三—六一一一
東京大学医学部神経内科	文京区本郷七—三—一	○三—三八一五—五四一一
日本医科大学神経内科	東京都文京区千駄木一—一—五	○三—三八二二—二一三一
都立駒込病院神経内科	文京区本駒込三—一八—二二	○三—三八二三—二一○一
三井記念病院神経内科	千代田区神田和泉町一	○三—三八六二—九一一一
日赤医療センター神経内科	渋谷区広尾四—一—二二	○三—三四○○—一三一一
虎の門病院神経内科	港区虎の門二—二—二	○三—三五八八—一一一一
東京慈恵会医科大学神経内科	港区西新橋三—一九—一八	○三—三四三三—一一一一
東邦大学医学部大橋病院第四内科	目黒区大橋二—一七—六	○三—三四六八—一二五一
国家公務員共済三宿病院神経内科	目黒区上目黒五—三三—一二	○三—三七一一—五七七一
日本大学医学部神経内科	東京都板橋区大谷口上町三○—一	○三—三九七二—八一一一
帝京大学医学部神経内科	東京都板橋区加賀二—一一—一	○三—三九六四—一二一一
昭和大学医学部神経内科	東京都品川区旗の台一—五—八	○三—三七八四—八○○○

（附属藤が丘病院）	横浜市青葉区藤が丘一―三〇	〇四五―九七一―一一五一
ＮＴＴ東日本関東病院神経内科	品川区東五反田五―九―二二	〇三―三四四八―六一一一
関東中央病院神経内科	世田谷区上用賀六―二五―一	〇三―三四二九―一一七一
東京労災病院神経内科	大田区大森南四―一三―二一	〇三―三七四二―七三〇一
杏林大学附属病院神経内科	三鷹市新川六―二〇―二	〇四二二―四七―五五一一
国立精神・神経センター武蔵病院神経内科	小平市小川東町四―一―一	〇四二―三四一―二七一一
公立昭和病院神経内科	小平市天神町二―四五〇	〇四二―四六一―〇〇五二
都立神経病院神経内科	府中市武蔵台二―六―一	〇四二―三二三―五一一〇
甲信越		
新潟大学脳研究所神経内科	新潟市旭町通一番町七五七	〇二五―二二三―六一六一
長岡赤十字病院神経内科	長岡市寺島町二九七―一	〇二五八―二五―三六〇〇
山梨医科大学神経内科	山梨県中巨摩郡玉穂町下河東一一一〇	〇五五―二七三―一一一一
信州大学医学部第三内科	松本市旭三―一―一	〇二六三―三五―四六〇〇
長野赤十字病院神経内科	長野市大字若里字桑ノ木島一五一二―一	〇二六―二二六―四一三一
北陸		
富山医科薬科大学第二内科	富山市杉谷二六三〇	〇七六四―三四―二二八一
富山県立中央病院神経内科	富山市西長江二―二―七八	〇七六四―二四―一五三一

高岡市民病院神経内科	高岡市宝町四—一	〇七六六—二三—〇二〇四
金沢大学医学部神経内科	金沢市宝町一三番一号	〇七六—二六五—二一〇〇
金沢医科大学神経内科	石川県河北郡内灘町大学一—一	〇七六—二八六—二二一一
福井医科大学第二内科	福井県吉田郡松岡町下合月二三—三	〇七七六—六一—三一一一
東海		
国立静岡病院神経内科	静岡市城東町二四—一	〇五四—二四五—〇一〇一
順天堂大学伊豆長岡病院神経内科	静岡県田方郡伊豆長岡町長岡一一二九	〇五五九—四八—三一一一
聖隷浜松病院神経内科	浜松市住吉町二—一二—一二	〇五三—四七四—二二二二
浜松医科大学第一内科	浜松市半田町三六〇〇	〇五三—四三五—二一一一
藤田保健衛生大学病院神経内科	豊明市沓掛町田楽ヶ窪一—九八	〇五六二—九三—二〇〇〇
名古屋大学神経内科	名古屋市昭和区鶴舞町六五	〇五二—七四一—二一一一
名古屋第二赤十字病院神経内科	名古屋市昭和区妙見町二—九	〇五二—八三二—一一二一
名古屋第一赤十字病院神経内科	名古屋市中村区通下町三—三五	〇五二—四八一—五一一一
名古屋市立大学医学部第二内科	名古屋市瑞穂区瑞穂町字川澄一	〇五二—八五一—五五一一
愛知医科大学第四内科	愛知県愛知郡長久手町大字岩作字雁又二一	〇五二—二六四—四八一一
岐阜大学医学部附属病院内科	岐阜市司町四〇	〇五八—二六五—一二四一
岐阜県立多治見病院神経内科	多治見市前畑町五—一六一	〇五七二—二二—五三一一
三重大学医学部神経内科	津市江戸橋二—一七四	〇五九—二三二—一一一一

近畿

滋賀医科大学医学部第三内科	大津市瀬田月輪町	〇七七－五四八－二一一一
滋賀県立成人病センター神経内科	守山市守山五－四－三〇	〇七七－五八二－五〇三一
京都大学医学部神経内科	京都市左京区聖護院川原町五四	〇七五－七五一－三一一一
京都府立医科大学神経内科	京都市上京区河原町通広小路上ル梶井町四六五	〇七五－二五一－五一一一
国立療養所宇多野病院神経内科	京都市右京区鳴滝音戸山町八	〇七五－四六一－五一二一
財団法人住友病院神経内科	大阪市北区中之島五－二－二	〇六－六四四三－一二六一
大阪赤十字病院神経内科	大阪市天王寺区筆ヶ崎町五－五三	〇六－六七七一－五一三一
大阪大学医学部神経内科	吹田市山田丘二－一五	〇六－六八七九－五一一一
大阪市立大学医学部神経内科	大阪市阿倍野区旭町一－五－七	〇六－六六四五－二一二一
大阪医科大学第一内科	高槻市大学町二－七	〇七二－六八三－一二二一
近畿大学医学部神経内科	大阪府大阪狭山市大野東三七七－二	〇七二－三六六－〇二二一
関西医科大学神経内科	大阪府守口市文園町一〇－一五	〇六－六九九二－一〇〇一
兵庫医科大学第五内科	兵庫県西宮市武庫川町一－一	〇七九八－四五－六一一一
神戸市立中央市民病院神経内科	神戸市中央区港島中町四－六	〇七八－三〇二－四三二一
神戸大学医学部第三内科	神戸市中央区楠町七－五－二	〇七八－三四一－七四五一
奈良県立医科大学神経内科	橿原市四条町八四〇	〇七四四－二二－三〇五一
天理よろづ相談所病院神経内科	天理市三島町二〇〇	〇七四三－六三－五六一一

和歌山県立医科大学神経内科	和歌山市紀三井寺八一一－一	〇七三－四四七－二三〇〇
中国・四国		
岡山大学医学部神経内科	岡山市鹿田町二－五－一	〇八六－二二三－七一五一
川崎医科大学神経内科	倉敷市松島五七七	〇八六－四六二－一一一一
広島大学医学部第三内科	広島市南区霞一－二－三	〇八二－二五七－五五五五
広島赤十字・原爆病院神経内科	広島市中区千田町一－九－六	〇八二－二四一－三一一一
鳥取大学医学部脳神経内科	米子市西町三六－一	〇八五九－三四－八二二四
島根医科大学第三内科	出雲市塩冶町八九－一	〇八五三－二三－二一一一
島田病院神経内科	浜田市殿町八三－三〇	〇八五五－二二－二五一一
山口大学医学部神経内科	宇部市大字小串一－一－一	〇八三六－二二－二一一一
四国		
徳島大学医学部附属病院神経内科	徳島市蔵本町二－五〇－一	〇八八六－三一－三一一一
香川県立中央病院神経内科	高松市番町五－四－一六	〇八七－八三五－二二二二
香川医科大学第三内科	香川県木田郡三木町大字池戸一七五〇－一	〇八七－八九八－五一一一
松山赤十字病院神経内科	愛媛県松山市文京町一	〇八九－九二四－一一一一
愛媛大学医学部精神神経科	愛媛県温泉郡重信町大字志津川	〇八九－九六四－五一一一
高知医科大学医学部老年科	南国市岡豊町小蓮	〇八八八－六六－五八一一
高知県立中央病院神経内科	高知市桜井町二－七－三三	〇八八八－八二－一二一一

九州・沖縄

産業医科大学神経内科	北九州市八幡西区医生ヶ丘一―一	〇九三―六〇三―一六一一
九州大学医学神経内科	福岡市東区馬出三―一―一	〇九二―六四一―一一五一
福岡大学医学部神経内科	福岡市城南区七隈七―四五―一	〇九二―八〇一―一〇一一
久留米大学医学部神経内科	久留米市旭町六七	〇九四二―三五―三三一一
長崎大学医学部第一内科	長崎市坂本一―七―一	〇九五―八四九―七二〇〇
国療川棚病院神経内科	長崎県東彼杵郡川棚町下組郷二〇〇五―一	〇九五六―八二―三一二一
佐賀医科大学内科	佐賀市鍋島五―一―一	〇九五二―三一―六五一一
熊本大学医学部神経内科	熊本市本荘一―一―一	〇九六―三四四―二一一一
大分医科大学第三内科	大分県大分郡挟間町医大ヶ丘一―一	〇九七―五四九―四四一一
大分県立病院神経内科	大分市豊饒町四七六	〇九七―五四六―七一一一
宮崎医科大学第三内科	宮崎県宮崎郡清武町大字木原五二〇〇	〇九八五―八五―一五一〇
鹿児島大学医学部第三内科	鹿児島市桜ヶ丘八―三五―一	〇九九―二七五―五一一一
大勝病院神経内科	鹿児島市真砂本町三―九五	〇九九―二五三―一一二三
沖縄県立中部病院神経内科	具志川市字宮里二〇八―三	〇九八―九七三―四一一一
琉球大学医学部附属病院内科	沖縄県中頭郡西原町字上原二〇七	〇九八―八九五―三三三一

おわりに

神経内科を含め、病院をめぐる環境についても書いておきたい。まず二十一世紀には医療を取り巻く経済環境は厳しくなり、病院もうっかりしていると倒産することになろう。こういった状況とともに次のようなことを考えておく必要があろう。

㈠医療ミスということ

電機メーカーなどの製造業では、百万回のオペレーションでミスがどれだけ出るかをシグマ単位で表す。一シグマでは三一万回、二シグマでは四万六千回、三シグマでは二千七百回、そして六シグマでは二、三回となる。医師が処方箋でおかすミスは二ないし三シグマで、医療事故につながるようなミスは三ないし四シグマと推定されている。二十一世紀に向けて、医療ミスを六シグマ、すなわち現在の千分の一に減らす努力が必要だ。このためには医療の各部署で事故あるいはニアミス例の報告、検討を行い、その分析、さらにその対策を常に怠らないようにすることが必要になる(リスクマネージメント)。これは神経内科のみならず、すべての医療分野でもっとも大切な運動になるだろう。簡単に言えば、医療の品質を向上させるということだ。この努力を怠るものは医療現場に勤めることが不可能になる。

㈡医療で大切なこと

医療従事者にとってこれからの医療でもっとも大切なことは、他人を尊重し、思いやりの心を持つことだ。第一に患者の満足を得ること、第二にドクターやナースなど医療スタッフが満足すること（かえりみて十分な診療、仕事ができたかどうか）、第三には病院が黒字になることだ。特に患者にとって必要な、かつ十分な検査と診断、そして適切な治療をなるべく速やかに行うこと。そして医師は常にそれで十分かどうか、もっと患者にやってあげられる治療はないか自問すること。やり残したことはないか、可能な限りのベストを尽くせ。そして昨日よりは今日、今日よりは明日と自分の能力を押し広げ、周囲によい影響を与えていくことが大切である。

㈢病院の中で大切なこと

とかく病院内はセクショナリズム、官僚主義が横行しやすい。学閥にとらわれず、医局間などの境界をなくすこと。あらゆる情報を積極的に入手し、よい検査、よい治療を学習して導入すること。この学習は患者のためである。新しいアイディアはオープンにし、色眼鏡なしで接すること。よいものは学習し、消化し、速やかに実行する。専門医を目指す医師は、その分野の専門医試験を通過して専門医になることが必要である。今の医学博士は基礎研究をする学者に与えられるだけとなろう。いずれにせよ、博士は医療技術とはなんの関係もないことを国民が理解するのは時間の問題だ。

㈣あるべき医療組織

このようにして、境界のない組織、素早く質の高い医療、きさくな雰囲気が得られれば、病院は確実に発展する。各部署の職員は、自覚を持って仕事の手順を合理化し、スピードアップする。もちろん、それぞれの病院がこなせる患者数には限界がある。また、今後は一般の人の健康管理、患者退院後のアフターケアなどが大きな比重を占めるようになるだろう。

二〇〇〇年四月二十五日

作田　学

◎索　引◎

著者略歴

作田　学（さくた　まなぶ）

1947年　千葉県生まれ
1973年　東京大学医学部医学科卒業
1974年　同大神経内科に勤務
1980年　ミネソタ大学医学部神経内科リサーチフェロー，客員助教授
1982年　日赤医療センター神経内科部長
2000年　杏林大学医学部神経内科教授（第1内科学教室），現在に至る

著作『もう脳卒中なんか恐くない』みずうみ書房
　　『パーキンソン病はここまでなおる』主婦と生活社
　　その他，専門著書，論文多数。

英国王立医学協会フェロー，日本神経学会編集委員・幹事・評議員，
日本自律神経学会評議員，日本頭痛学会評議員。
Clinical Neurology Club 理事。
日本内科学会関東地方会会長，日本神経学会関東甲信越地方会会長歴任。
東京大学神経内科，神戸大学第2内科非常勤講師。

クルズス　神経内科

2000年6月26日　初版第1刷発行
2008年5月12日　初版第3刷発行

著　者　作　田　　学

発行者　石　澤　雄　司

発行所　株式会社　星　和　書　店
東京都杉並区上高井戸1-2-5　〒168-0074
電　話　03(3329)0031（営業部）／(3329)0033（編集部）
FAX　03(5374)7186

Printed in Japan　ISBN978-4-7911-0419-2